U1010347

高等教育体育专业通用教材

实用运动医务监督

王　琳　王安利　编著

北京体育大学出版社

策划编辑：孙宇辉
责任编辑：李光源
责任校对：毕　莹　郭晓勇
版式设计：博文宏图

图书在版编目（CIP）数据

实用运动医务监督 / 王琳, 王安利编著. -- 北京 : 北京体育大学出版社, 2016.5 (2025.1重印)
高等教育体育专业通用教材
ISBN 978-7-5644-2279-0

Ⅰ. ①实… Ⅱ. ①王… ②王… Ⅲ. ①运动医学－医务监督－高等学校－教材 Ⅳ. ①R872

中国版本图书馆CIP数据核字(2016)第110225号

实用运动医务监督　　王琳　王安利　编著

出版发行：北京体育大学出版社
地　　址：北京海淀区农大南路1号院2号楼2层办公B-212
邮　　编：100084
网　　址：http://cbs.bsu.edu.cn
发 行 部：010-62989320
邮 购 部：北京体育大学出版社读者服务部 010-62989432
印　　刷：三河市龙大印装有限公司
开　　本：710mm × 1000mm　1/16
成品尺寸：170mm × 240mm
印　　张：10.5
字　　数：175千字
版　　次：2016年5月第1版
印　　次：2025年1月第8次印刷
定　　价：25.00元

（本书如有印装质量问题，请与出版社联系调换）

版权所有 · 侵权必究

前　　言

本教材为体育院系本科学生编写，主要介绍如何在训练和生活实践中开展运动医务监督工作、应用现有条件进行训练情况监控、对运动员或者体育锻炼者身体机能进行评定、合理地控制体重、消除疲劳等问题。

本书共分九章，其中第一章、第二章、第五章、第六章、第九章由王琳副教授编写；第三章、第七章、第八章由王安利教授编写；第四章由王琳和王安利共同编写。

目　　录

绪　　论

这里主要向大家介绍运动医务监督的定义、目的、意义及发展概况。让大家对所要学习的课程有一个大概的了解。

一、定　义

运动医务监督是指用医学和生理学的方法，对从事体育运动的人（包括运动员）的身体进行全面检查和观察，评价其发育水平、训练水平和健康状况，为体育教师和教练员提供科学训练的依据，保证运动训练顺利进行并取得好成绩的一种手段。简而言之，即在医学观察下，合理、科学地进行体育运动，以期达到保证健康、预防伤病、提高运动技术水平的目的。对从事体育运动的人（包括运动员）进行运动医务监督是十分必要的。

二、目　的

为了迅速提高运动技术水平，在现代训练中，中心问题是如何科学地进行大运动量训练，因为大运动量训练是赶超世界先进水平的重要途径之一。为了科学地进行大运动量训练，就必须运用医学和生理学的指标并结合运动员的自我医务监督及教练员的实践经验，观察和了解大运动量训练的规律和它对机体的影响，通过观察有关医学和生理学的指标在大运动量训练中的变化，查明机体对大运动量训练的反应情况。从而，为大运动量训练提供科学的依据，保证既正确安排大运动量训练，提高运动成绩，又能避免伤病并早期发现和正确处理伤病，对提高训练质量和运动成绩起到积极作用。所谓大运动量训练，就是运用超过人体正常机能负荷能力的刺激，不断提高运动员机体运动能力的训练。大运动量开始时，人体发生一系列强烈反应和显著疲倦、嗜睡、肌肉酸痛，在一段时间内体重下降、动作不协调等。经过一个阶段训练，这些反应会好转或消失，出现适应现象。在这个基础上若再加大运动量，上述反应又会出现，如此反复训练，就能不断提高训练水平。

三、意　义

（一）在运动训练过程中，有计划、有系统地对运动员进行运动医务监督，可以了解运动员身体训练水平和机能状态的变化，了解不同性质的训练方法和运动量对运动员身体形态和机能的影响。

（二）运动医务监督是选择科学训练方法、确定合理运动量、预防运动性伤病等不可缺少的一项工作。

四、内　容

运动医务监督是现代训练科学的重要组成部分。从广义上说它的内容包括：身体机能状况的评定；运动实践中生理和病理问题；运动性疾病的防治、预防、治疗原则；研究病后的运动训练安排；运动卫生；运动员选材；消除疲劳方法的研究；运动医务监督工作的组织（曲绵域 1996）。从狭义上说它主要指的是对运动员的身体机能进行监测的过程。另外，随着人们生活水平的提高，大众体育的开展也越来越普及，指导人们进行合理科学的体育锻炼也是医务监督工作的一个重要方面。

通过医学检查综合地评定运动员的一般适应能力和专项适应能力、训练状态和机能潜力，为训练安排提供科学依据。

第一章
运动医务监督工作计划的制定

运动队的运动医务监督（即医务监督）工作是科学训练的重要组成部分。科学训练，离不开医务监督。为了帮助大家在今后的工作实践中安排好医务监督，在此向大家介绍有关开展运动医务监督工作的方法。通过本章学习，可以学会如何在运动队里开展运动医务监督工作。在这一章中大家将要学到：

* 健康档案的建立。
* 如何制定运动医务监督工作计划。
* 如何实施运动医务监督工作计划。
* 进行运动医务监督工作中所要注意的问题。

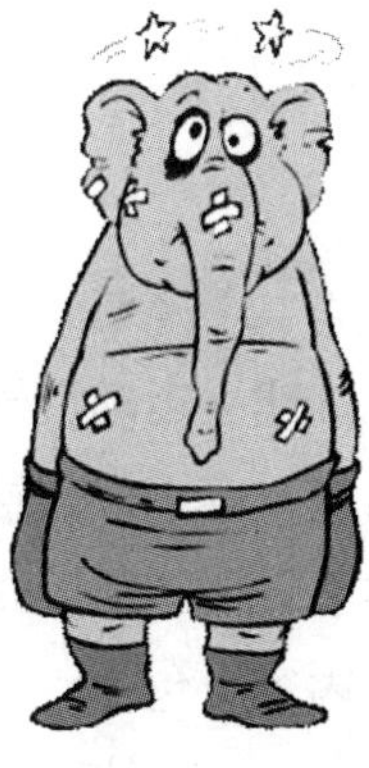

在运动训练过程中全面了解运动员身体状况是运动医务监督工作的首要环节，运动员身体状况的好坏直接影响运动员的训练和健康，通过系统检查掌握其身体健康状况是运动医务监督工作的基础。如何能够完成好运动队的医务监督工作，制订一个合理的医务监督工作计划是关键。

在运动队进行医务监督的主要目的有：

＊ 监测运动训练对身体的影响

现代运动训练是一种高强度、大运动量的训练，了解长期训练对运动员的身体机能和健康产生哪些影响是我们进行科学训练的基础。

＊ 帮助教练员完成训练目标

在掌握运动员身体机能及健康状况的基础上，帮助教练员制订合理的训练目标，在训练中帮助教练员和运动员完成既定目标是医务监督工作的最终目的。

＊ 监测运动训练后的身体反应

了解训练过程中运动员身体对训练的反应是保证科学训练和运动员身体健康的基础，也是教练员调整训练计划、改进训练的客观依据。

＊ 为提高训练效果提出建议和手段

根据监督的结果、结合具体情况，与教练员配合解决在训练中出现或遇到的问题。

第一节 建立健康档案

建立运动员健康档案的目的在于系统地了解运动员在训练的不同时期的身体情况，其中应包括其健康情况（病史和运动史）、形态、健康检查和机能评定及身体素质测定四个方面（Puffe c2002；Morris B. Mellion，Margot Putukian et al. c2003）。具体内容应包括：

＊ 健康情况：既往病史、家族史、月经史、运动史。

＊ 形态测量、姿势检查：脊柱、胸廓、腿形等。

＊ 身体成分：体脂百分数、瘦体重。

＊ 健康检查：心脏肥大、心律失常、心脏杂音等。

＊ 机能检查：身体工作能力、心肺功能等。

＊ 化验及特殊检查：化验、特殊检查（心电图、X 线等）。

＊ 身体素质测定：一般素质、专项素质。

为帮助大家在今后的工作中更好地完成指导训练或健身锻炼的任务，下面就一些与大家密切相关的内容做一些介绍。

一、健康情况

（一）既往病史

该队员所患过的重大疾病名称（如肺结核、肝炎、肾炎、高血压、心肌炎等）、发病时间及愈后情况；有无药物过敏史等。

（二）家族史

直系亲属中有无心脏病、高血压及一些与遗传有关的疾病病史等。

（三）月经史

对女运动员还需询问其月经史。

（四）运动史

运动专项、参加系统训练年限（包括业余体校）、运动等级、最好成绩；运动性疾病史（如过度训练综合征、运动性贫血、运动性血尿等），如果发生过，发生的时间、地点、愈后情况；运动损伤史（如骨折、关节脱位、肌肉拉伤、疲劳性骨膜炎等），如果发生过，发生的时间、地点、愈后情况。

二、形态测量、姿势检查

身体姿势是反映人体健康状况的一个方面，当身体姿势发生异常时往往会对机体的功能产生影响。因此，对运动员或者锻炼爱好者进行合理地检查和评定，将有助于减少或者避免其对机体的不良影响。姿势检查主要涉及脊柱形态、胸廓形态和腿形的检查。进行这些检查时需要有一个标准的检查姿势，这就是标准直立姿势。

（一）标准直立姿势

为了统一评价标准和便于进行比较，进行姿势检查时要求在标准直立姿势下进行检查。标准直立姿势是进行身高、胸廓形态、脊柱检查等的基本姿势，其具体要求如下：

* 从侧方观察时：人的头顶、耳屏、肩峰、大转子、腓骨小头及外踝尖的连线在一条垂线上（图 1 -1）。

* 从后面观察时：头顶、脊柱和两足跟之间应在一条垂线上，两肩峰的高度，两髂嵴上缘的高度应处于一个水平面上。人体无法保持这一姿势时，说明姿势有缺陷，严重的是畸形（图 1 -2）。

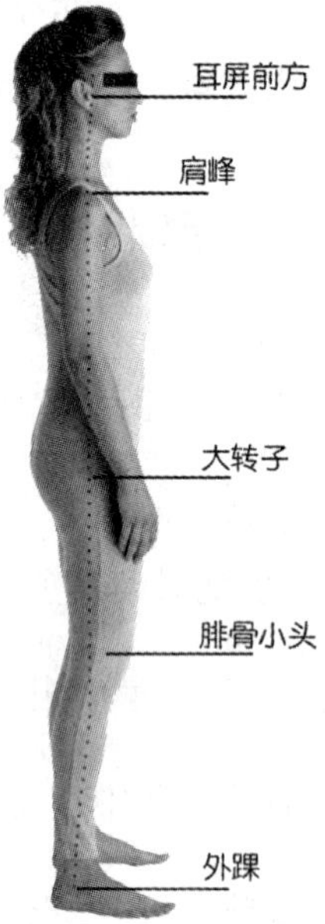

图 1 -1　标准直立姿势侧面

（二）脊柱形态检查

脊柱是人体进行活动时的枢纽，脊柱形态的异常可以导致人体姿势的改变、引起腰腿疼痛等问题。进行脊柱检查时主要通过从身体后方和侧方的观察来了解脊柱有无侧弯、生理弯曲改变及改变的程度。

1. 脊柱弯曲异常的分类

（1）*按方向分*

* 脊柱侧弯：即部分脊柱棘突偏离身体中线称脊柱侧弯，有左侧凸、右侧凸及 S 形弯，可发生在胸段、腰段及胸腰段（图 1 -3）。

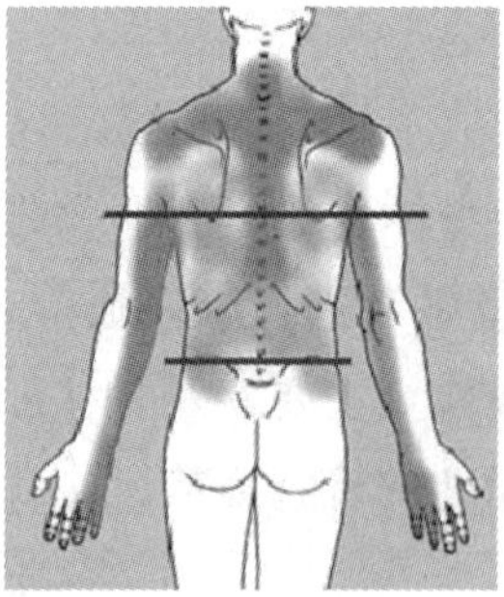
图 1 -2　标准直立姿势（后面）

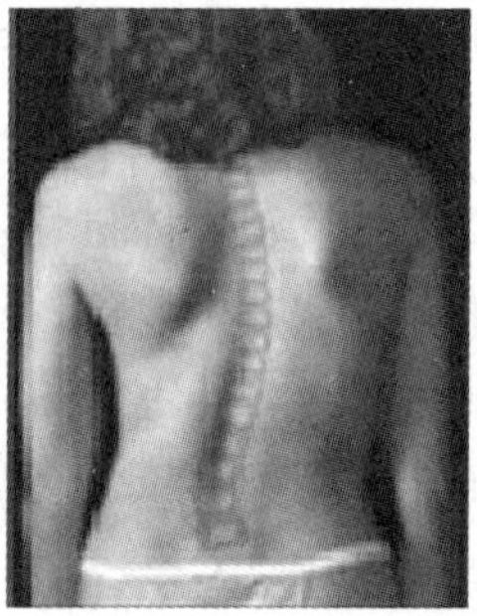
图 1 -3　脊柱侧弯

＊ 驼背：指胸段脊柱后凸超过正常生理曲线范围者。

＊ 鞍背及直背：腰部过于前凸的为鞍背，生理弯曲消失者为直背。此两种情况较为少见。

（2）按性质分

＊ 姿势性脊柱弯曲是由于学习、工作姿势不正确或缺乏体育锻炼所致。如果肌肉、韧带和骨骼尚未变形，经过矫正后弯曲可完全消失。若肌肉韧带和骨骼已变形固定，则难以矫正，称结构性脊柱弯曲异常。

＊ 病理性脊柱弯曲异常系由于各种疾病，如脊柱结核、佝偻病、小儿麻痹或外伤等所致，又称继发性脊柱弯曲异常。

＊ 脊柱侧弯分度可按弯曲与中轴线的最大距离而分为 3 度。当侧弯小于 1.0 厘米被认为是正常；侧弯距离在 1.1 ~ 2.0 厘米，为轻度或者 I 度侧弯；在 2.1 ~ 5.0 厘米之间为中度或者 II 度侧弯；大于 5.0 厘米以上者为重度或者 III 度侧弯。脊柱生理弯曲改变或脊柱侧弯都会使两侧背肌的受力情况发生改变，容易引起肌肉慢性疲劳和腰疼。因此，一旦发现应及早矫正和治疗。

2. 检查方法

脊柱弯曲异常可根据 X 线检查或体表检查结果做出诊断，X 线检查诊断比较可靠。但目前在训练和实践中广泛使用 X 线检查是不可能的，主要根据体表检查结果做出诊断。

＊ 望诊：被检查者上身裸露，取立正姿势，背向检查者。检查双肩是否等高，左右肩胛骨在脊柱两侧是否对称，其下角是否等高。

＊ 悬垂法：检查者用锤子从第七颈椎向下垂，正常情况下垂线应基本与人体正中线重合，若有棘突偏离垂线为侧弯。

（三）胸廓形状检查

胸廓形状与人体生长发育关系密切，它在一定程度上反映了机体心肺系统的发育状况。

1. 分　类

人体胸廓形状随年龄不同有一定的差异，胸廓的分类主要是根据胸廓的前后径与横径的比例及形态进行划分。胸廓形状根据前后径与横径的比值可以分为：

（1）正常胸

婴幼儿时期，前后径与横径基本相同，成年后前后径相对变小，前后径与横径比约为3比4。

（2）扁平胸

多见于外胚型体形的人，前后径与横径比接近1比2。

（3）桶状胸

多见于儿童或有肺气肿的患者，前后径与横径基本相等。

（4）鸡胸和漏斗胸

多由于儿童时期缺钙或者佝偻病而引起，表现为胸骨往前突出或胸骨向后塌陷。

（5）不对称胸

由于先天发育问题出现的两侧胸廓发育不对称。

2. 测量方法

可以采用测径规（图1－4）或类似的卡尺进行测量。

＊ 前后径：是第四胸肋关节连线和人体前正中线的交点与同一水平棘突间的直线距离（图1－5）。

＊ 横径：是指同一水平上，胸廓两侧最宽处之间的距离。

（四）腿的形状

根据在标准姿势下两膝关节和足跟之间的距离来进行分类。可以采用游标卡尺（图1－6）、测量内径的工具或一般直尺进行测量。具体可以分为以下几种类型：正常腿、“O”形腿、“D”形腿、“X”形腿和“K”形腿。

1. 正常腿

自然直立位进行，双足并拢后，两膝间距离小于1.5厘米，或双膝并拢后，两足间距离小于1.5厘米均为正常。

2. “O”形腿或“D”形腿

“O”形腿为两腿小腿均有内翻弯曲；“D”形腿是指一条腿直、另一条腿小腿内翻，双足并拢后，两膝间距离大于1.5厘米。

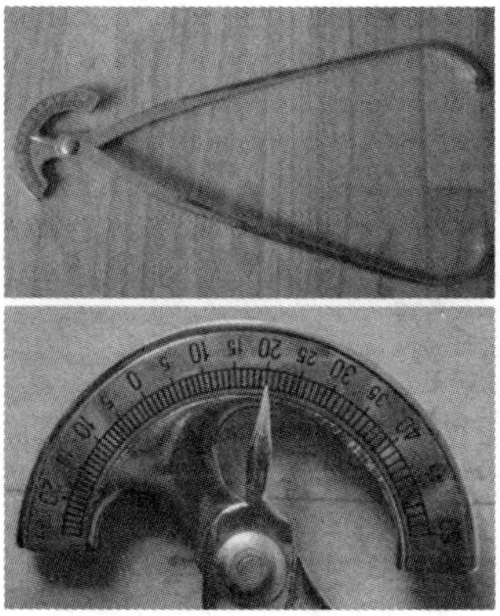

图 1－4　测径规

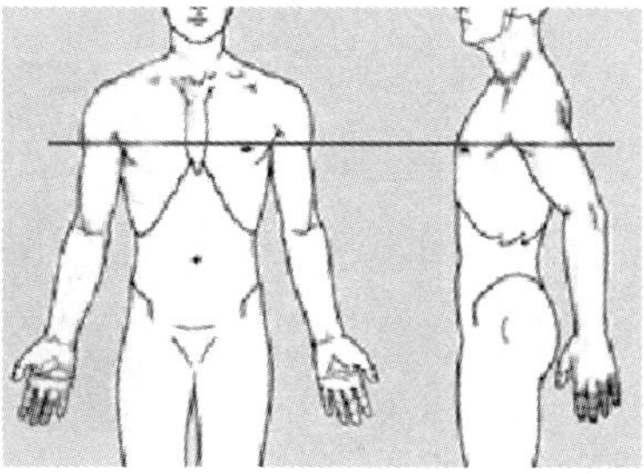

图 1－5　胸廓检查位置

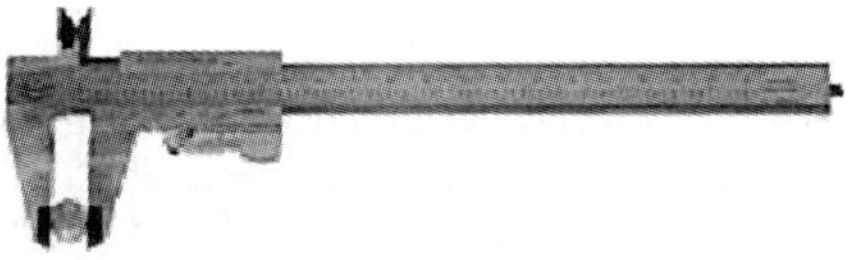

图 1－6　游标卡尺，用于测量外径和内径

3. “X”形腿或“K”形腿

“X”形腿为两腿小腿均有外翻弯曲；“K”形腿是指一条腿直、另一条腿小腿外翻，双膝能并拢，两足间距离大于 1.5 厘米。

腿形异常多为先天所致，足球这类项目也会对腿形产生一定影响。

三、身体成分

了解运动员身体成分的情况，为保证其健康和获得优异的运动成绩提供物质基础。常用的方法有皮褶厚度测量法、水下称重法（图 1－7）、阻抗法等。皮褶厚度测量法和阻抗法便于采用，水下称重法精确度较高。

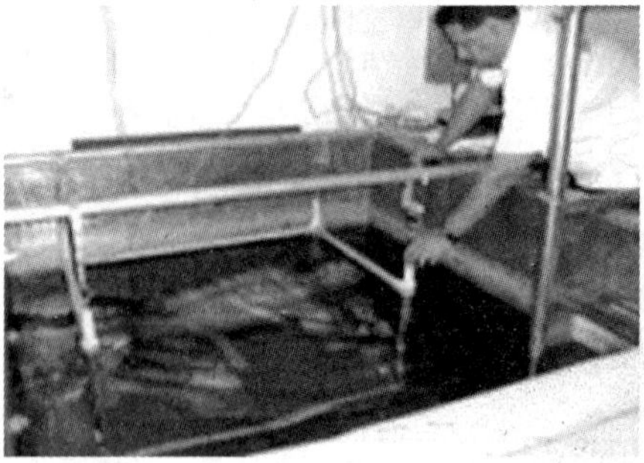

图1－7 水下称重测定体脂率

四、健康检查

健康检查是了解运动员身体健康状况的重要组成部分，一般内容要由医生进行，主要通过望诊、听诊、叩诊、触诊和一些必需的检查来了解内脏器官有无病变。在此大家要了解一些相关的知识，以便在工作中进行正确的判断。主要包括心率异常、心脏杂音、心电图异常、心脏肥大的运动员是否可以进行正常训练。

（一）心率异常

常见的心率异常有心动过缓和心动过速。在正常情况下，随着训练年限的延长，许多运动员会出现心率减慢的现象，现在认为这是正常情况，是人体随着对运动训练的适应和心脏功能的改善而出现的一种变异。

1．心动过缓

当人体在安静时的心率低于60次/分，就被称为心动过缓（图1－8）。运动员出现心动过缓在多数情况下是机能水平提高或者说是心脏功能改善的表现，心率降低的幅度除了与训练年限有关外还与项目有关。

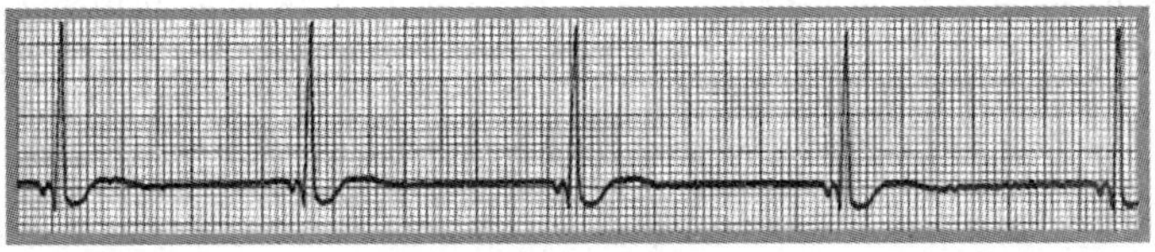

图 1 – 8　心动过缓

（房性心律 43 次/分 ST 段下降——心肌缺血）

2. 心动过速

当人安静时的心率超过 100 次/分，被称为心动过速（图 1 – 9）。运动员出现心动过速往往是身体机能不良的表现，常常由于疲劳、疾病而引起，运动员出现心动过速时，要注意查找具体原因。

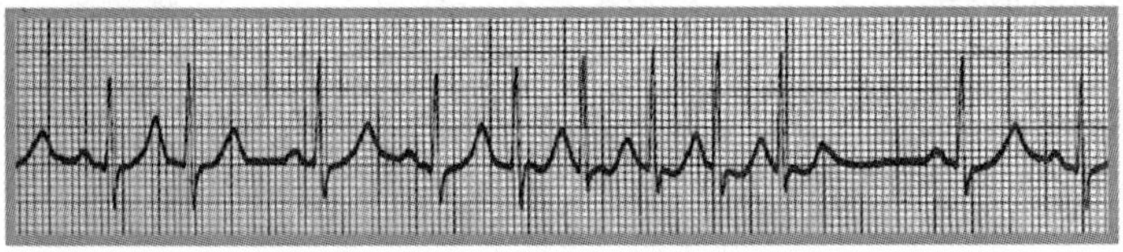

图 1 – 9　心动过速和心律不齐

（心率 131 次/分，R – R 间期差值 > 0. 20 秒）

3. 心律不齐

当两次心跳间隔的差异大于 0. 20 秒时，为心律不齐。其意义要根据具体情况来判断（图 1 – 9）。

（二）心脏杂音

人在正常情况下，每次心跳会产生两个声音，分别是第一心音和第二心音。第一心音和第二心音之间为心脏的收缩期；第二心音与第一心音之间为心脏的舒张期。从声音的性质上来说，第一心音的声音比较低沉，而第二心音的声音比较响亮。正常情况下，在两次心音之间应该没有其他声音（有些人会出现第二心音的分裂，即出现第三心音），如果出现就是心脏杂音。心脏杂音可以分为生理性杂音和病理性杂音。生理性杂音是由于血流冲击血管壁或者瓣膜引起的声音，它只会发生在心脏的收缩期；而病理性杂音却可以发生在收缩期和舒张期，是由于心脏的瓣膜病变或者心脏结构有先天畸形而引起。有生理性杂音的人可以进行正常的体育活动；而有病理性杂音者要听从医生的建议。

（三）心电图异常

心电图反映的是人体心脏活动过程中的电变化，它除了可以出现上述的心律不齐外，还可以反映心脏有无肥大、心肌有无缺血、心脏兴奋和传导是否正常等。其出现异常现象时，可以说明机体出现了问题，但是运动员身体机能的反应没有特异性。当运动员出现心电图异常，我们常常以在进行运动负荷中或负荷后是否出现异常现象增多为判断是否可以进行剧烈运动的依据。运动中异常现象保持不变或者减少者可以进行正常运动，否则要进一步检查。

（四）心脏肥大

引起心脏肥大（图 1－10、图 1－11）的原因有生理性因素、也有病理性因素，运动员出现心脏肥大时要从以下三个方面进行区别和判断。

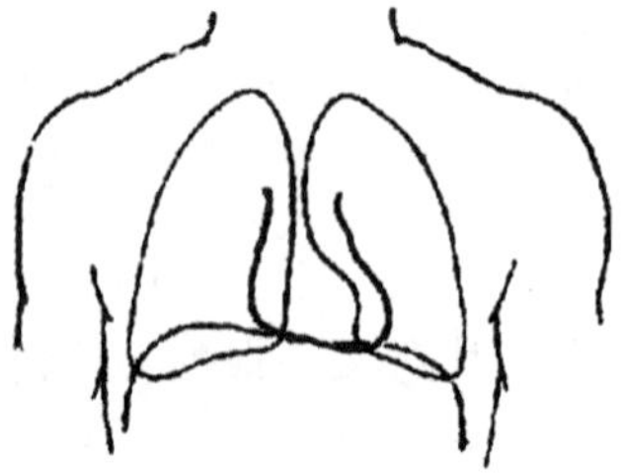

图 1－10 正常心脏大小示意图

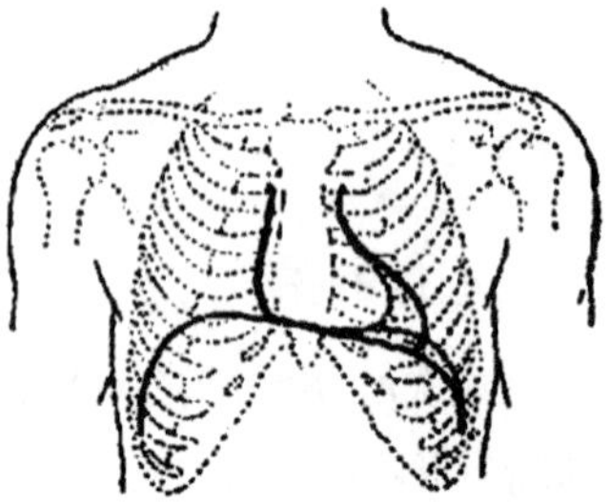

图 1－11 左心室肥大示意图

1. 训练年限

运动训练可以导致运动员出现心脏肥大，其肥大的特点与项目有关，一般情况下，耐力项目运动员以左心室肥大为主，特点是心腔增大明显；力量项目运动员以右心室肥大为主，特点是心壁增厚。运动训练导致运动员心脏形态发生改变需要系统训练 3 ~5 年。

2. 运动能力

由于病理因素导致的心脏肥大除了会出现相应疾病的症状外，其运动能力会明显下降，这类人无法进行剧烈运动；而生理性心脏肥大者运动机能良好。

3. 自我感觉

由于病理性因素导致的心脏肥大患者，多伴有心悸、心慌、无力、不愿意运动、胸闷等症状；而生理性肥大多无异常感觉，少数人偶然可以出现心慌现象。

五、机能检查

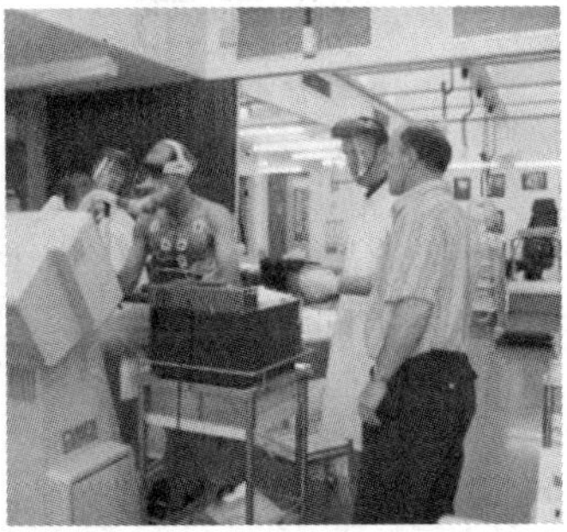

进行身体机能水平评定可以了解运动员的心血管、呼吸或者这两者结合的综合能力，以及人体的整体运动能力。运动员入队或训练中的某个阶段需要了解运动员的机能水平时，根据具体条件和目的可以采用下列指标进行检查和评定其机能水平。

* PWC170 试验
* 活动平板运动负荷试验
* 台阶试验
* Wingate 试验
* 12 分钟运动试验
* 最大摄氧量测定
* 肺活量测定

六、化验及特殊检查

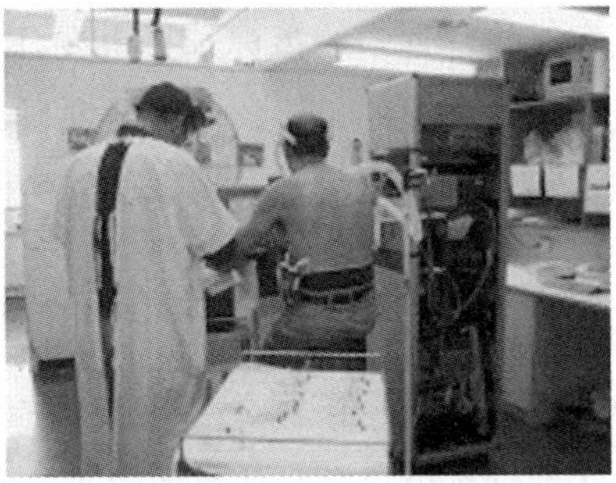

这一部分指标，可以根据具体条件进行选择，在条件允许的情况下，建议进行全面测定。

* 血常规检查：红细胞计数、白细胞计数、血红蛋白水平、血小板等。

* 尿常规检查：尿液颜色、PH 值、红细胞、白细胞、蛋白等。
* 特殊化验检查：血液睾酮、皮质醇、肝功能、肾功能。

七、身体素质测定

身体素质的测试内容，根据项目需要进行具体设定，大致可分为一般性身体素质和专项素质两方面。

第二节　运动医务监督方案的制定

对运动员完成健康档案的建立工作以后，需要为他们制定训练过程中的具体实施计划。制定合理、可行的工作计划是进行工作的前提，所以要认真对待这项工作。不要认为制定运动医务监督方案是队医的事，制定方案应该由教练和队医共同商量，这就要求教练对这方面的工作有一定的了解，并提供一定的支持。

一、制定监测工作计划的基本要求

（一）结合项目特点选择指标

不同的项目有不同的特点，进行运动医务监督工作要充分考虑到这个问题，制定工作计划中的指标选择上要注意项目特点。如对耐力项目运动员要侧重身体机能恢复情况的指标；而力量项目运动员应该注重训练中对力量负荷的承受能力；球类项目运动员需要在考虑体能的同时注意技术、战术训练的要求。

（二）确定指标测定的具体方法

可以将监督指标分为常规性指标和临时性指标。常规性指标用于定期检查，以了解训练效果和身体机能水平，如血红蛋白、睾酮、皮质醇、PWC170、最大摄氧量、身体素质指标等。而临时性指标主要用于运动员身体或训练出现问题时，对身体情况进行检查和判断时采用，以帮助决定下一步的训练安排。如尿十项、血红蛋白、PWC170 等。

（三）确定常规检查的时间安排

根据需要、项目特点及训练情况，决定每年常规检查时间表，一般在每年冬训的开始、中间、结束及参加重大比赛前进行测定，目的在于了解训练效果和身体状况与比赛成绩之间的关系。

（四）明确测试要求

工作计划中要明确规定各种测试的具体要求，如安排在清晨还是训练前、是否空腹，测试前几天不能进行大运动量训练等，以保证结果的真实性和准确性。

（五）明确监督计划实施的具体细节

即在工作中，各项工作的人员安排及试验室的分工与合作，及执行计划过程中具体的监督机制。

二、运动医务监督计划的修改

任何计划都会有其不完善的一面，这就需要在实施过程中不断地加以改进和完善。通过定期进行有关意见的交换，统一思想、从而完善计划。进行计划修改的依据是所采用指标的有效性和可行性。

三、运动医务监督工作中要注意的问题

（一）结果要及时反馈

运动训练是最讲效率的一项工作，进行运动医务监督也不例外，对一堂训练课身体反应情况的测定结果，如果不能在下一次训练课前告诉教练员，这次监测

将失去意义。所以根据情况，要及时对测定结果进行反馈。

（二）结果分析要结合训练进行

监督的目的在于帮助运动员科学地进行训练，所以对训练过程中出现的问题要结合训练实际进行分析和评价。特别是出现检测指标与教练观察的结果差异较大时，更要进行客观分析。

思考题

1. 运动医务监督工作包括哪几部分？
2. 建立健康档案有何意义？它包括哪些内容？
3. 运动员体检或训练中出现心脏杂音、心率异常、心律不齐、心脏肥大时应该如何处理？
4. 运动队制定医务监督工作计划时应该有哪些人参加？
5. 运动医务监督计划执行中要注意哪些问题？

第二章
身体机能检查方法

机能检查是运动医务监督工作的重要环节，通过机能检查可以掌握运动员的身体机能状况及预计训练成果，是进行科学训练的技能保证。在本章中将向大家介绍：

* 如何设计运动负荷试验。
* 常用的心血管系统机能检查方法。
* 身体工作能力的评定方法。
* 无氧和有氧能力的评定方法。

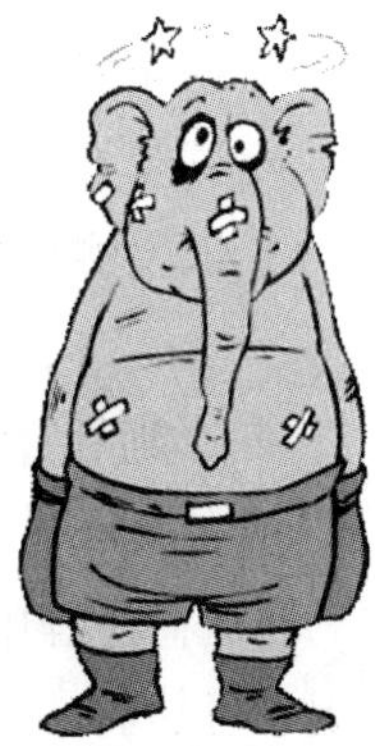

第一节　运动负荷试验设计的基本要求

由于人的许多机能在安静状态下无法表现出来，所以要了解人体的机能能力往往需要进行负荷试验。如何设计负荷试验是运动训练工作中的问题之一。设计运动负荷试验，起码要满足下列三个要求：

一、动作是熟练掌握的

运动负荷所涉及的动作是人类本身就具有或者对于特定试验对象来说是已经熟练掌握了的，如篮球运动员可以采用运球跑为负荷手段，而这种负荷手段对游泳运动员不适用。常用的负荷手段多采用走、跑、骑自行车这类人们普遍掌握的运动形式。

二、负荷方式容易重复

完成负荷时的条件不能过于苛刻，要让受试人容易重复试验过程，即易重复性。

运动负荷试验设计基本要求：

＊ 动作简单、不需要技巧。

＊ 试验具有易重复性。

＊ 试验测定指标可靠。

三、测量指标要可靠

在负荷过程中或结束时，需要测定一些指标作为评定的依据，这些指标必须客观、可靠。常用的指标有心率、血压、呼出气体成分、血液成分、反应时等。

机能检查的目的在于掌握运动员在训练过程中身体机能状况，为科学安排训练、预防运动性伤病的发生和总结训练经验提供客观依据。

第二节　心血管机能检查

心血管系统是影响人体运动机能的重要因素，其机能水平的高低将直接影响运动员的运动能力。心脏是血液循环的动力器官，血管是运送血液的管道，两者在机体中组成了一个完整的功能系统。随着现代科学技术的发展，用于心血管机能检查的技术、方法和测试指标也在不断增加。在运动医学领域，常用的心血管机能检查方法可以分成两大类：一类是安静状态下的心血管机能检查，用于评价运动员在相对安静状态下的心血管机能；另一类是运动状态中的心血管机能试验，用于评定运动员在运动应激状态下的心血管机能，如跑台试验、台阶试验等，在此向大家介绍一些心血管系统机能测试方法。

一、哈佛（Harword）台阶试验

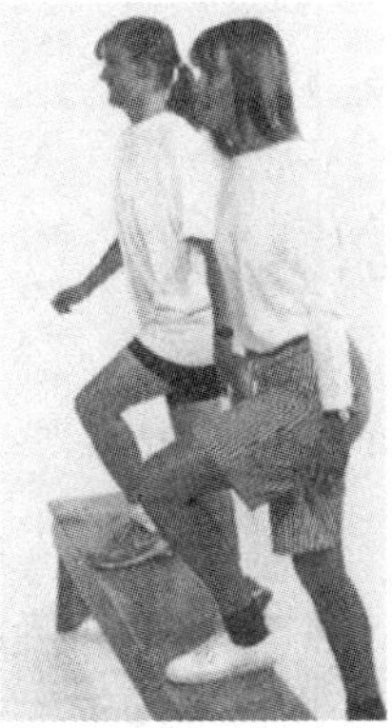

哈佛台阶试验是一种用于测定心功能简便易行的定量运动试验方法。测试时要求受试者在高度为 50.8 厘米（男子）或 42 厘米（女子）的台阶上进行 30 次/分，持续运动 5 分钟上下台阶负荷。试验要求按照节拍上下台阶，上台阶后膝关节、髋关节要充分伸直，下台阶要全脚掌着地，不许跳跃，不规定左右脚上下台阶的先后，负荷后测定第 2 分钟、3 分钟、5 分钟的前 30 秒脉搏，将持续运动时间和所测 3 次心率数值代入下列公式进行计算：

$$台阶指数 = \frac{登台阶持续运动时间（秒）}{2 \times 3\ 次心率之和} \times 100$$

评定标准：<55 差，55 ~ 64 中下，65 ~ 79 中上，80 ~ 90 良，>90 优。

如运动中有连续 20 秒跟不上节奏，则记下持续时间，并测定负荷后 2 分钟、3 分钟、5 分钟的前 30 秒心率代入公式进行计算。

二、改良哈佛台阶试验

由于 50.8 厘米或 42 厘米的台阶高度对儿童、少年及老年人不适用，因而有些学者提出了多种改良的哈佛台阶试验法，如采用 30 厘米、35 厘米或 40 厘米高度的台阶。其中有一种改良法只需在台阶运动负荷后测定第二分钟前 30 秒的脉搏数，然后根据实际完成的运动持续时间从哈佛台阶试验指数表（表 2 – 1）查得指数值。

评定标准：<55 差，55 ~80 为一般，>80 为良好。

表 2－1 改良台阶试验指数表

持续运动时间	运动后第二分钟前 30 秒脉搏数的指数									
	40 ~44	45 ~49	50 ~54	55 ~59	60 ~64	65 ~69	70 ~74	75 ~79	80 ~84	85 ~89
0 ~29″	5	5	5	5	5	5	5	5	5	5
30″ ~59″	20	15	15	15	15	10	10	10	10	10
1′ ~1′29″	30	30	25	25	20	20	20	20	15	15
1′30 ~1′59	45	40	40	35	30	30	25	25	25	20
2′ ~2′29	60	50	45	45	40	35	35	30	30	30
2′30 ~2′59	70	65	60	55	50	45	40	40	35	35
3′ ~3′29	85	75	70	60	55	55	50	45	40	40
3′30 ~3′59	100	85	80	70	65	60	55	55	50	45
4′ ~4′29	110	100	90	80	75	70	65	60	55	50
4′30 ~4′59	125	110	100	90	85	75	70	65	60	55
5′	130	115	105	95	90	80	75	70	65	60

三、改良联合机能试验

经典的联合机能试验过程包括 30 秒内 20 次蹲起、15 秒原地疾跑和 2/3 分钟原地高抬腿（跑速 180 步/分）跑，每次负荷后分别测量 3 分钟、4 分钟、5 分钟恢复期的脉搏和血压，此试验时间长、第一项负荷量小，不能满足训练实践的需要，因此有人结合现代训练或比赛最后要“冲刺”的模式，提出在 3 分钟内先进行中速（180 步/分）原地跑 2 分 45 秒，接着进行 15 秒全速跑的负荷方法。然后每分钟一次，共测量 5 次恢复期的心率和血压，每分钟前 10 秒测心率，后 50 秒测血压。根据心率、收缩压和舒张压的变化进行机能评定。其反应类型可以分为 3 种。

（一） 良好反应

心率、收缩压适度增高，舒张压下降，负荷后 5 分钟内恢复到安静水平，为机能良好的表现。

（二） 一般反应

心率、收缩压明显增高，但心率和收缩压变化曲线基本平衡，舒张压变化不大，负荷后 5 ~6 分钟恢复，为训练水平差、机能不良的表现。

（三） 不良反应

心率明显上升，收缩压升高不明显，舒张压上升或下降幅度较大，恢复时间延长至 8 分钟以上，是机体疲劳、机能水平差的表现。

四、极限负荷和定量负荷运动试验

极限负荷运动试验要求受试者完成极限负荷的运动，极限下负荷运动试验以运动中心率或功率达到某一设定目标为试验的终点。在实验室中，这两种试验一般都在自行车功率计、活动平板（跑台）或划船功率计上进行。在试验过程中可根据设备条件许可，连续记录受试者负荷前、中、后的心率、血压、心电图、耗氧量等指标的变化，然后根据检测结果对受试者的心功能做出评估。

极限负荷运动试验能反映受试者心血管功能的最高动员水平和最大承受能力。一般地说，在极限运动试验中，受试者所能达到的最大功率、最大心率、最大摄氧量越大而心电图监测未见异常者，其心功能也越好。这里介绍几种常用的极限负荷和极限下负荷运动试验方法。

（一） Bruce 法

又称多级跑台试验。该法负荷分为 6 级，每级持续 3 分钟。负荷方式如下：

第一级：跑台速度为 1. 7mp/h，坡度为 10%；

第二级：速度为 2. 2mp/h，坡度为 12%；

第三级：速度为 3.4mp/h，坡度为 14%；

第四级：速度为 4.2mp/h，坡度为 16%；

第五级：速度为 5.0mp/h，坡度为 18%；

第六级：速度为 5.5mp/h，坡度为 20%。

试验时配合心电图、血压等测定，当受试者出现疲惫不堪、胸痛或心电图、血压等异常时，可自行或命令其停止运动试验。

（二）贾金鼎法

以在坡度为 5 度的平板上跑 2 ~ 3 分钟为准备活动（跑速 100 米/分钟），休息 2 分钟后，以 12 公里/小时的速度跑 5 分钟。记录运动后即刻、1 分钟和 3 分钟时的脉搏，代入公式计算：

$$指数=\frac{跑台负荷时间（秒）}{运动后3次心率和（次/分）}\times 100$$

评定：<30 差；31 ~ 60 中；61 ~ 80 中上；80 ~ 99 良；>100 优

当出现下列任何一种情况时应停止运动：极度疲劳；严重心率失常；步态不稳；心绞痛或呼吸困难；运动中心电图异常。

（三）Åstrand 法

需要在功率自行车上进行踏车运动，负荷功率男子和女子分别从 600 公斤米/分和 300 公斤米/分开始，每隔 6 分钟增加 150 公斤米/分的负荷，直到达到靶心率。靶心率为 20 ~ 29 岁达 170 次/分，30 ~ 39 岁达 160 次/分，40 ~ 49 岁达 150 次/分。根据达到靶心率时完成的负荷功率进行评定。一般地说，达到靶心率时完成的负荷功率越大，其心血管系统功能越好。

第三节　身体工作能力

一、PWC170 试验

PWC 是英语 Physical Working Capacity 的缩写。PWC170 是指运动中心率达到每分钟 170 次时，单位时间内身体所做的功。这是一项评定身体工作能力的常用指标，反映的是机体在同样条件下的输出功率的大小，PWC170 的值越大身体工作能力越好。

机体运动是以整体形式来完成的，要想了解机体整体能力，需要进行身体工作能力的测定。根据人体心率与输出功率在一定范围内（相当于心率在 120 ~ 180 次/分之间）呈直线相关的原理。F. L. Karpman 提出了以人体心率为 170 次/分时机体输出功率为评定机体工作能力的方法，即 PWC170。此方法要求受试者完成两个不同大小的负荷。将负荷最后 30 秒的心率或负荷后即刻 10 秒的心率（乘以 6 换算为每分钟心率）及两次负荷量（单位是公斤米）代入公式即可计算出 PWC170 值。

$$PWC170 = W1 + (W2 - W1) \times \frac{170 - F1}{F2 - F1}$$

W1，W2：第一和第二次负荷的功率（公斤米/分）

F1，F2：第一和第二次负荷后的心率（次/分）

有条件的情况下应该采用功率自行车作为负荷手段，没有功率自行车时也可以用台阶作为负荷手段，但是其准确度会有所下降。实验过程及负荷要求如下：

（一）自行车功率计测定法

1. 试验过程

（1）调整自行车车座高度（图 2 -1）。

（2）估计并选择第一次负荷量（W1），即负荷时的阻力和蹬车频率（表2－3）。

（3）进行3～5分钟运动负荷试验。

（4）测定负荷最后30秒或运动后即刻10秒脉搏（F1）。

（5）确定休息3～5分钟。

（6）查表确定第二负荷量。

（7）进行第二次负荷（W2）。

（8）测定负荷最后30秒或运动后即刻10秒脉搏（F2）。

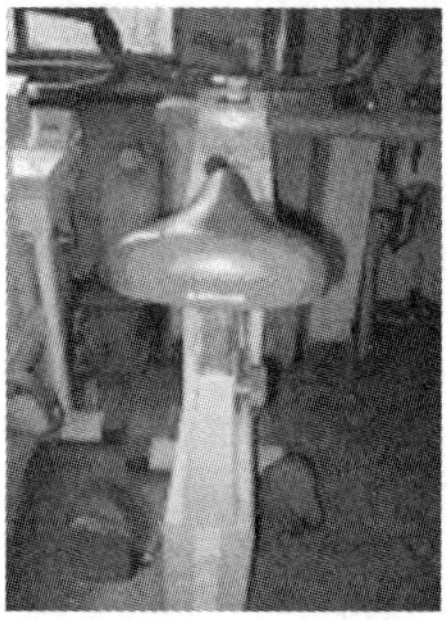

图2－1 功率自行车后视图

（9）将结果代入公式计算。

（10）结果分析。

2. 操作方法

（1）在采用功率自行车进行负荷试验前首先要调整车座的高度，要求是用单腿足跟站立在自行车的脚蹬上，刚好可以坐在车座上。

（2）确定负荷量：从表2－2中确定负荷量，根据受试者身体情况确定采用400、500、600公斤的负荷。负荷方法：第一负荷3～5分钟；休息3～5分钟；第二负荷3～5分钟，测量每次负荷后即刻的10秒脉搏。要求第一次负荷使心率达到110次/分左右，第二次负荷达到170次/分左右。一般情况下第一和第二负荷量男女可分别采用300、150（公斤米/分）和600、300。身体强健者可根据表2－2来选择负荷。

（3）在功率自行车上选择合适的蹬车频率及阻力，一般尽量保持蹬车频率在50～60次/分范围内（表2－3）。如进行120瓦特的负荷试验时，可以采用60×2或者40×3的组合。

表 2-2　测定运动员 PWC170 时负荷的选择

第一次负荷功率值

受试者 PWC170 估计值	第一次负荷功率值	第一次负荷后即刻心率				
		80~89	90~99	100~109	110~119	120~129
		第二次负荷功率参考值				
<1000	400	1100	1100	900	800	700
1000~1500	500	1300	1200	1100	1000	900
>1500	600	1500	1400	1300	1100	1100

表 2-3　功率自行车负荷选择表

蹬车频率（rpm）	阻力 KP（×10=牛顿）						
	1	2	3	4	5	6	7
	瓦特（watt）						
30	30	60	90	120	150	180	210
40	40	80	120	160	200	240	280
50	50	100	150	200	250	300	350
60	60	120	180	240	300	360	420
70	70	140	210	280	350	420	490
80	80	160	240	320	400	480	560
90	90	180	270	360	450	540	630
100	100	200	300	400	500	600	700
110	110	220	330	440	550	660	770

（二）台阶测定法

如果没有功率自行车，可用台阶试验来测定 PWC170。台阶高度可根据受试者体重及体能水平灵活选择，上下台阶的每次负荷功率：

$$W=\frac{PHN}{T}\times\left(1+\frac{1}{3}\right)=\frac{4}{3T}PHN$$

P：体重（公斤）

H：台阶高度（米）

N：上下台阶总次数

T：上下台阶总时间（分）

例如，受试者体重为50公斤，台阶高度为0.3米，上下台阶频率是30次/分，共上下台阶3分钟，他的负荷功率 $W = 4/3 \times 50 \times 0.3 \times 30$，结果是 $W = 600$ 公斤米/分。

由此结果可以看到，负荷功率的大小与运动时间无关，要求运动3分钟是为了使心率达到负荷功率下的稳定状态。台阶试验法测定PWC170的公式与功率自行车法是一样的，只是负荷功率值需要计算才能得到。

PWC170的值越大，说明身体工作能力越强，根据Karpman的资料，一般人的值男子为1060公斤米/分，女子为580公斤米/分。国内学者对部分项目优秀运动员的测定结果见表2－4。

表2－4　部分中国优秀运动员PWC170正常值

项目	足球	中长跑	乒乓球	长游	体操	排球	投掷
男	1760±40	1596±46	1465±25	1608±57	1155±46	1651±57	1697±74
女	1090±25	938±26	1148±27	747±29	1225±27	1263±42	

摘自曲绵域等《实用运动医学》

（三）测定PWC170的实际意义

PWC170是一项反映人体作功能力的指标，其数值的高低与人体运动能力有直接关系。在运动队，教练员可利用不同时期队员PWC170数值的变化来评定训练效果，进行成绩预测及了解通过训练机能改变的情况：

1. 可以用于评定训练效果及机能状况

从队员入队开始就应在他们的健康档案中记录其原始PWC170值，然后在训练过程中定期进行测定，在没有伤病影响的正常训练情况下，如队员的PWC170值一直没有提高、甚至下降，往往是训练方法不当或身体疲劳、有病的表现，需要查找具体原因。

2. 作为监督训练的手段

当队员提出“练不动”时，也可以进行 PWC170 试验，如试验结果明显低于该队员平时正常水平，说明该队员机能状况不良，需调整训练计划或进行治疗；反之，试验结果正常，就应从思想或其他方面查找该队员“练不动”的原因了。

3. 作为赛前调整及成绩预测的指标

在参加正式比赛之前，都有一个赛前调整过程，目的在于使运动员的机能状况在比赛中达到最佳状态。在这个过程中，PWC170 可作为一项监测指标，以使教练员了解队员的赛前机能水平，为教练确定比赛人选提供客观依据；分析赛前 PWC170 数值与比赛成绩的关系，还可以为今后的成绩预测提供依据。

二、Wingate 试验

Wingate 试验是由以色列 Wingate 研究所提出的一种 30 秒全力骑车试验方法。用以测定机体的最大无氧功和无氧能力。这一试验可用下肢或上肢进行负荷。测定方法及过程如下：

（一）称取并记录受试者体重，计算试验负荷（表 2 – 5），调整自行车座椅到适合高度。

（二）准备活动：受试者骑功率自行车 2 ~ 4 分钟，将负荷功率调整到使其心率达到 150 ~ 160 次/分水平，其中 2 ~ 3 次（每次持续 4 ~ 8 秒）为全力蹬骑。

（三）准备活动后休息 3 ~ 5 分钟。

（四）正式试验：发出口令后，受试者尽力快蹬骑，同时阻力迅速加大，在 2 ~ 4 秒时间内达到指定负荷。达到指定负荷后开始计算骑车圈数，并持续 30 秒作最快速度蹬骑，每 5 秒记录骑速和心率各一次。

（五）结束：放松骑 2 ~ 3 分钟。重复测定需经过 45 ~ 60 分钟休息后才能进行。

（六）计算功率：功率（W）= 指定负荷（公斤）× 转圈数 × 11.765（注：此公式仅适用于 Monark 自行车测功计）。

负荷也可以用上肢进行，实验过程与下肢负荷相同。试验中做功量最大的 5 秒钟所做的功（常常是第一个 5 秒）称为最大无氧功。无氧功的大小可以反映人体进行短时间、大强度运动的能力。6 个 5 秒所作功率的平均值称为平均无氧功。

表 2 –5 Wingate 负荷系数表（公斤/公斤体重）

负荷方式	性别	负荷系数
脚负荷	男	0.083 ~ 0.092
	女	0.075
手负荷	男	0.058 ~ 0.067
	女	0.050 ~ 0.058

受试者指定负荷量 = 体重（公斤） × 负荷系数

三、12 分钟运动试验

库珀（COOPER）12 分钟跑是在 1977 年提出的。要求受试者在 12 分钟内，在可度量的运动场地内，以其最大的能力来完成他所从事的运动。然后按照运动过程中的总位移距离的长短，通过查阅相应运动形式的评定表进行评定（表 2 –6）。也可以根据具体情况进行相应的修改。此负荷方式也可以用于游泳、自行车等项目。

表 2 –6 库伯 12 分钟跑运动负荷评定标准 （单位：米）（20 岁组）

标准：	男子：	超优秀	> 2849	优秀	~ 2655	良好	~ 2414
	女子：		> 2350		~ 2173		~ 1979
	男子：	一般	~ 2124	差	~ 1963	极差	< 1963
	女子：		~ 1802		~ 1545		< 1545

思考题

1. 设计人体负荷试验的基本要求是什么？

2. 什么是改良联合机能试验？其有哪几种反应类型？各反应类型的特点是什么？

3. 什么是 PWC170，其试验原理是什么？有哪两种负荷方法？用功率自行车进行负荷如何选择和确定第一次和第二次负荷？如何计算结果？在运动实践中如何应用？

4. Wingate 试验结果能反映机体的哪种能力？具体的试验过程是怎样的？如何选择负荷？

5. 结合专项设计一个定量负荷试验方案。(作业题)

6. 12 分钟运动负荷试验有何应用价值，你认为它与固定距离测试方法相比有何不同？(作业题)

第三章
运动性病症

运动员群体是一个特殊职业群体，在运动训练的过程中除了会发生各种运动损伤之外也会发生一些内脏器官的疾病。而且这些疾病或病症具有一定的特殊性，如过度训练综合征、运动中腹痛就是一些在其他情况下不可能发生的病症。通过本章的学习，应该掌握：

* 常见运动性病症的发病原因、原理。
* 常见运动性病症的主要症状、特点。
* 急性疾病的现场处理方法。
* 如何预防运动性病症。
* 导致心脏肥大的因素。
* 运动员心脏肥大的特点。

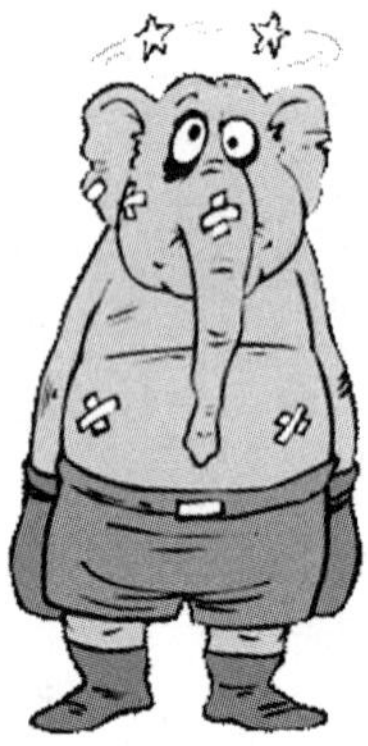

第一节 过度训练综合征

过度训练是运动员训练不当造成的运动性疾病之一。运动员发生过度训练，有可能丧失参加重要比赛的机会，或者虽然参加了比赛，但因体力和心理状态不佳而不能取得应有的运动成绩。

运动训练中，负荷量是逐渐增加的，后一阶段的训练量超过前一阶段的负荷量，这种过度负荷原则是现代训练学的基本理论，认为过度负荷原则是对机体适应性的理想刺激。适应的机制是生理应激，在此过程中运动负荷是引起适应性变化的生理性刺激物，但是训练和日常生活的总负荷超过了运动员所能承受的限度后，运动负荷就会发生质变，从生理性刺激物变为病理性刺激物。由于训练和比赛与恢复之间的不平衡，再加上多种复杂的非训练应激因素，由此可造成分解代谢大于合成代谢，糖原耗竭、氨基酸比例失调，以及自主神经功能紊乱，从而引起过度训练，出现一系列心理状态、形态机能、运动能力等方面的征状，如持续的运动机能水平下降、持续的疲劳状态、情绪变化、免疫能力下降，感染的可能增加、生殖功能抑制等。

过度训练定义目前尚不明确，是机体对由下述的训练因素原因和非训练因素原因所导致的心理 - 生理反应的综合征；国外已发表的文献中，对过度训练也尚无统一的专门术语，多数定义为：过度训练是训练与恢复、运动和运动能力、应激和耐受能力之间的一种不平衡。除训练因素外，其他非训练因素，如社会的、教育的、职业的、经济上的、营养方面的以及长距离旅行等，也都对过度训练发病构成影响。

我国学者认为：过度训练是运动负荷与机体机能不相适应，以至疲劳连续积累而引起的一系列功能紊乱或病理状态或疲劳伴有健康损害。

一、原　因

过度训练综合征的基本原因，主要有以下几个方面：

（一） 训练安排不合理

未遵守循序渐进，系统训练的原则。运动量过大和持续地大运动量训练，缺乏必要的节奏，超过了人体的负担能力。比较常见的现象是教练员为了追求快出成绩，不根据运动员，尤其是少年运动员的身体状况和训练水平而违反循序渐进原则，一味地增加运动量。有时运动员为了急于出成绩，随意增加运动量造成运动量增加过快，这些运动员常出现局部肌肉和韧带劳损。大运动量训练是提高运动员训练水平和技术水平所必需的，这已为多数学者的研究和实践所公认。但当大运动量训练持续过久，又缺乏必要的节奏和间隙，超过身体的机能潜力，破坏了内在的稳定，就会造成身体的过度疲劳状态，训练后易发生过度训练综合征。

（二） 训练方法简单， 负担过大

训练方法单调、枯燥无味，运动员局部负担量过大。这一原因造成的过度训练综合征多见于运动新手。他们在身体全面训练薄弱的基础上就集中专项训练，再加上运动训练安排不当，很容易造成过度训练综合征。

（三） 生活规律破坏

在没有足够的体力和精神准备的情况下参加比赛，或比赛过多，而间歇过短。运动员训练后得不到充分休息或社会活动过多，破坏了原有的生活规律，特别是睡眠不足使运动员体力消耗过大，引起过度训练综合征。

（四） 运动员身体机能不良

如在运动员伤后病后、身体衰弱时，或未完全恢复时参加紧张的训练和比赛。不少运动员过度训练综合征是在感冒后过早训练或训练量过大造成的。有些运动员是在旅途劳累、时差反应尚未恢复、适应时参加紧张的训练或比赛引起的过度训练综合征。因此患病后，尤其在诸如感冒等小病后，应遵守训练原则，合理安排训练负荷是很重要的。

（五） 饮食营养不合理

因营养不合理，消耗的物质得不到及时地补充，如脱水、热能物质摄入不足、

长期缺乏微量元素等。

（六） 各种心理因素的刺激

如精神上的打击，感情上的挫折，人际关系不协调、学习训练不顺心、失恋、训练单调、竞赛反复失败等等，也都是造成过度训练综合征的诱发原因。

应该指出，运动员过度训练综合征的引发，往往是上述几种原因同时存在所致，并不是单一因素引起的。在相同的训练条件下，运动员是否发生过度训练综合征，取决于多种因素。

二、发病机理

目前，过度训练综合征的发病机理还不十分清楚。过去认为过度训练综合征的发病基础是由于运动员神经系统的过度紧张，造成兴奋和抑制之间失去平衡所致，所以一直把过度训练综合征视为一种特殊的“神经官能症”。近十几年来，欧美学者强调神经内分泌系统兴奋和抑制之间的不平衡是造成过度训练综合征的主要机制。在过度训练综合征发生机制中，恢复期的分解和合成代谢之间的不平衡也起重要作用。有些学者认为，不仅有机能紊乱，而且也存在着运动支撑器官和内脏器官的形态变化。

三、征 象

过度训练综合征的征象是多种多样的，可涉及各个系统和器官，而且可因过度训练综合征的程度、个体特性而异。

（一） 早 期

患早期过度训练综合征的运动员一般无特异性症状，很难与大强度训练后正常的疲劳感觉相区别。充分地恢复会使其身体素质改善，运动成绩提高。恢复不足则会导致持续的疲劳感觉，并常伴随着肌肉酸痛、训练期间感觉非常吃力、训练中和比赛中的成绩不好。运动员常有以下表现：

1. 一般自觉症状

疲乏无力、倦怠、精神不振。

2. 对运动的反应

过度训练综合征的早期表现为没有训练的欲望或厌烦训练，过度训练综合征较重时表现为厌恶或恐惧训练，而且在训练中疲劳出现的早，训练后疲劳加重而不易恢复，运动成绩下降，动作协调性下降。

3. 神经系统方面

出现头晕，记忆力下降，精神不集中，易激动，有的运动员入睡困难、多梦、早醒，严重时表现失眠头痛，有些运动员还出现盗汗、耳鸣、眼花、体位性低血压，食欲下降等症状。有人认为，中枢神经疲劳最明显的征兆是消化机能下降和食欲减退。

过度训练综合征的主要反应在神经系统和心理方面，如果上述症状出现后未能引起重视，不及时采取必要的措施，过度训练综合征就会进一步发展。

（二）晚　期

如果早期过度训练综合征中的各种不良刺激因素持续存在，病情就会进一步加重。造成病情加重的另一个重要原因是运动员、教练员往往把不理想的竞赛成绩归咎于训练不足，继续大运动量训练，以至雪上加霜，导致运动员心理、生理各系统的严重耗竭，以至没有数周、甚至数月的休息而不能恢复。上述症状也会更加明显，并出现一系列全身多系统的异常表现：

1. 心血管系统

心悸、胸闷、气短、晨脉明显加快，运动后心率恢复缓慢，心律不齐等。举重、投掷等力量性项目的运动员，安静和运动负荷后血压常明显偏高。

2. 消化系统

除出现食欲不振，食量下降外，还会出现恶心、呕吐、腹胀、腹痛、腹泻、便秘等症状。个别运动员可出现消化道出血症状。

3. 肌肉、骨骼系统

常表现为肌肉持续酸痛、负荷能力下降，易出现肌肉痉挛、肌肉微细损伤等。

当出现下肢过度训练时可表现为过度使用症状：疲劳性骨膜炎、小腿胫前间隔和小腿外侧间隔综合征、应力性骨折、跟腱、髌腱周围炎等。

4. 其 他

患过度训练综合征的运动员体重下降、常诉说全身乏力；易发生感冒、腹泻、低热、运动后蛋白尿、运动性血尿、运动性头痛、脱发、浮肿、排尿不尽等症状。

四、体 征

（一） 体 重

成年运动员在大运动量训练后，体重持续下降（休息、进食后不恢复）。体重下降（人为减重除外）超过正常体重的1/30，是诊断过度训练综合征的重要依据之一。

（二） 心血管系统

1. 心 率

安静时心率较正常时明显增加。一般认为心率较平时增加12次/分以上，应引起注意。

2. 血 压

晨血压比平时高20%，并持续2天以上时，或短时间内超过正常值（90/140毫米汞柱），可能是机能下降或过度疲劳的表现。

3. 心电图变化

过度训练的运动员除有上述变化外，还可能出现ST－T改变（S－T段明显下降，超过0.075毫伏，被认为是诊断过度训练的重要参考指标），以及各种心律不齐，如室性早搏、阵发性心动过速及各种传导异常。

4. 心脏形态及机能

在判别运动员心脏是生理性增大还是病理性增大时，应注意从训练年限、运动机能和自我感觉3个方面来进行判断。

（三） 血液检查

患过度训练综合征的运动员可能出现贫血，但有时只表现为血红蛋白水平较平时降低，但并未达到贫血的标准。此外，在血液检查时还发现运动员白细胞计数减少，特别是淋巴细胞减少，免疫机能低下，抵抗力下降，易发生各种感染性疾病。

（四） 呼吸系统

主要表现为 VO_2max 下降。

（五） 泌尿系统

有时可出现血红蛋白尿或血尿。

（六） 消化系统

过度训练的运动员，会出现食欲下降，胃肠功能紊乱的症状，如原因不明的腹胀、腹泻。运动中或运动后可出现右肋部痛，在检查时可发现个别运动员肝脏肿大，但肝功能正常。

（七） 内分泌系统

1. 女运动员可出现月经紊乱，严重时出现闭经。
2. 血睾酮测定。由于应激引起的皮质醇升高，而促性腺激素抑制，导致的睾酮/皮质醇比值的变化是过度训练综合征的敏感指标。睾酮/皮质醇正常比值大于0. 03。比值为0. 03或更少时，可以考虑过度训练综合征，但还应根据其他临床表现来综合分析判断。

（八） 免疫系统

患过度训练综合征的运动员免疫系统有不同程度的损伤，可表现为淋巴细胞计数减少、血清免疫球蛋白、分泌型 IgA 和非特异性免疫功能下降。运动员易受感染，内分泌系统也会出现应激反应。早期出现肾上腺素、去甲肾上腺素、肾上腺皮质激素及生长激素的升高，继而这些激素水平下降（耗竭状态）。

五、诊 断

目前对运动员过度训练综合征还没有特殊的、灵敏的和简便的诊断方法。一般认为应从有无明显的过度训练史、有无自觉症状、对运动负荷的反应及体检有无阳性发现（如体重、血红蛋白、心电图、激素水平）等方面综合分析考虑。

六、过度训练的分类及分型

根据自主神经功能紊乱的假说，由耐力项目训练（有氧运动）引起过度训练的运动员主要表现为疲乏、淡漠、运动能力下降，这种情况又被描述为副交感神经型过度训练，而运动强度过大，在“无氧运动”训练中发生的过度训练，则被描述为交感神经型的过度训练，其主要特征为：高度兴奋、坐卧不安，而运动能力下降（表3－1）。

表3－1　过渡训练分类

交感型	副交感型
运动能力下降	运动能力下降
易疲劳	易疲劳
兴奋、烦躁	抑制、冷淡
多梦、易醒	睡眠良好
体重下降	体重如常
安静心率增加	安静心率下降
心率恢复时间延长	心率恢复能力良好

七、处 理

从过度训练综合征的发病原因可知，运动量、运动强度过大是造成过度训练综合征的主要原因，因此对过度训练综合征的处理应包括：①消除病因；②调整训练内容和/或改变训练方法；③加强各种恢复措施；④对症治疗。

（一） 较早期或较轻过度训练综合征患者

一般经两周左右即可基本消除症状，恢复正常训练。恢复措施主要是调整训练计划，减少运动量和运动强度，缩短运动时间，避免参加激烈的比赛，但不应完全停止训练，以免出现“停训综合征”；同时增加睡眠时间，必要时可适量服用镇静剂；注意加强营养和热能平衡、食量应适量减少、热源质的比例适当、食物中应含有充足的维生素和矿物盐、食物应易消化吸收。

（二） 中、 晚期或比较严重过度训练综合征患者

除按上述基本原则处理外，一般应停止专项训练，训练应以健身为主，或转换训练环境，停止大负荷、大强度的训练；增加睡眠时间，增加文娱活动，进行积极性休息等；进行必要的药物治疗，如补充复合维生素B、维生素E、维生素C，必要时服用镇静剂；可采用人参，刺五加、三七、枸杞等中药治疗；采用必要的恢复手段，如按摩、水浴、气功、理疗、心理治疗等。

八、预 防

（一） 合理安排运动训练

过度训练综合征发生的主要原因是训练安排不当，因此预防的关键在于根据运动员的性别、年龄、身体发育状况、训练水平和训练状态等具体情况，制定合理的、切合实际的训练计划，即制定逐渐增加训练量、节奏明显、避免骤然增量的方案。加强队医、运动员、教练员之间的交流与配合。训练有素、事业心强的

优秀运动员，常常处于训练最佳状态与过度训练的边缘，为了察觉过度训练综合征的早期信号，并及时采取措施，有效预防过度训练综合征，队医、运动员、教练员之间密切的交流是必要的。

（二） 最佳训练负荷的原则

最佳负荷取决于多种因素，如遗传特性、生活方式、健康状况等。为了及时调整训练量，应注意以下几点：

1. 注意调整训练节奏，遵守循序渐进、系统训练、全面训练、区别对待的原则。

2. 合理安排生活作息制度。

3. 伤后、病后应积极治疗，不宜过早恢复训练和比赛。

4. 长年坚持适当的有氧训练，提高运动员的心肺机能、以提高运动员对训练的承受力、提高运动员的抗疲劳能力和对外界环境的适应能力。

5. 为了让运动员能够充分适应训练并能恢复，在训练的大周期中，每周训练量增加，不能超过5%。此外，训练强度与训练量不应同步增加。

6. 不要采用过多的指标评价运动强度和运动量，指标过多会使训练负荷量化困难。在训练过程中，运动员除必须详细记录对训练的主观反应和感觉外，还应记录其他有关情况，如睡眠时间和质量，营养及其他应激因素等。这将有助于及时发现导致过度训练综合征的原因。

（三） 及时发现过度训练综合征的早期表现

过度训练综合征早期常见以下症状，而且常常同时出现。队医，教练员应警惕这些早期症状，并积极促进恢复。

1. 运动员完成训练课或定时跑或比赛时感觉非常费力，两组训练间的恢复时间延长。

2. 训练课后，运动员有持续疲劳感和恢复不足感，并伴有睡眠不良和晨脉增加。

3. 处理日常事务时易怒和情绪化。

4. 运动员缺乏训练热情，训练效果不佳。

5. 女运动员月经周期改变，甚至出现闭经。

以上这些早期症状作为警戒信号提示运动员、教练员和队医，此时必须较大幅度地调整训练计划。它对于队医明确诊断和制定恢复计划有着重要作用，有助于发现和避免潜在的过度训练危机。

第二节 过度紧张

过度紧张是指运动员在训练或比赛时，体力负荷超过了机体的潜力而发生的生理功能紊乱或病理现象。它常在一次剧烈的训练课或比赛后即刻发生，或在训练后、赛后短时间内发生。过度紧张多发生在训练水平低、经验较少的新手身上，也可发生在因伤病中断训练较长时间后恢复训练的运动员身上，有时也发生在受强烈精神刺激后的高水平运动员身上。在中长跑、马拉松、中长距离滑冰、自行车、划船、足球等运动项目中比较多见。

一、原 因

过度紧张是由于剧烈运动超过了机体耐受程度而引起的。其主要原因如下：

* 训练水平低和生理状态不良，比赛经验较少；

* 因患病长期中断训练后突然参加剧烈运动和比赛；

* 患心血管疾病的人，如动脉粥样硬化、高血压、各种心脏病人，参加剧烈运动时也可发生过度紧张，严重时可导致猝死。

二、类型和征象

过度紧张的类型颇多，轻重程度差异很大，可涉及一个系统或几个系统。常见以下类型：

（一） 单纯虚脱型

多见于径赛运动员。跑后即刻出现面色苍白、恶心、呕吐、头晕、无力和大汗淋漓等症状。轻者休息片刻即可好转，重者需要卧床休息 1 ~2 天才可缓解。单纯虚脱患者多数神志清醒，能回答询问。这一类型多见于训练水平不高或已中断训练一段时间突然参加比赛的运动员。

（二） 晕厥型

其表现为在运动中或运动后突然出现一过性神志丧失。清醒后诉说全身无力、头痛、头晕，可伴有心、肺、脑功能降低现象。根据晕厥出现的特征和症状，有 3 种亚型：

1. 举重时晕厥

详见晕厥节。

2. 重力性休克

详见晕厥节。

3. 强烈刺激后造成的晕厥

经常发生在参加重大国际性比赛的高水平运动员身上。表现为紧张剧烈比赛后运动员突然意识丧失。

（三） 脑血管痉挛型

表现为运动员在运动中或运动后即刻出现一侧肢体麻木，动作不灵活，常伴有剧烈地恶心、呕吐。

（四） 急性胃肠综合征

运动所致的急性胃肠综合征可以是过度紧张的一种类型。轻者在剧烈运动后很快发生恶心、呕吐、头痛、头晕、面色苍白等症状，经过 1 ~4 时逐渐缓解。有些运动员在运动后呕吐咖啡样物，化验潜血阳性，提示有上消化道出血。这可能与运动引起的应激反应、胃肠道血流量急剧减少有关。

（五）急性心功能不全和心肌损伤

运动后出现呼吸困难、憋气、胸痛、咳血性泡沫样痰，右季肋部疼痛、肝脏肿大、心跳快而弱或节律不齐、血压下降、全身无力、面色苍白等急性心功能不全症状。从体育运动中发生的情况来看，主要是剧烈运动时交感－肾上腺髓质系统兴奋，使心率加快，心肌耗氧量增加，心脏负荷过重而诱发的心力衰竭，有的会出现心肌损伤。有的是剧烈运动直接引起的，有的是在原有心脏病（风湿性心脏病、病毒性心肌炎、肥厚性心肌病、马凡氏综合征）的基础上诱发的。

三、治　疗

（一）对单纯虚脱的处理主要是卧床休息、保暖、可饮用热水或咖啡。较重者可吸氧，静脉注射葡萄糖液等，以加快恢复。

（二）对晕厥的处理是平卧，头稍低位，保持呼吸道通畅，即刻进行脉搏、血压、体温、心电图等检查。给予吸氧、静脉注射高渗葡萄糖液 40～60 毫升，效果不明显者迅速送附近医院诊治。

（三）对脑血管痉挛者处理主要是平卧，头稍低位，保持呼吸道通畅，并进行脑部的一系列检查，以发现脑血管病变。

（四）对发生急性胃肠综合征者，尤其是发生胃出血者，应暂停专项训练，休息观察，必要时服用止血药物，吃流食、半流食和易消化食物。一般 1～2 周可恢复训练；若反复出血，则应作安静时和运动后胃镜检查，查明原因，给予适当治疗。

（五）对急性心功能不全或心肌损伤者，可取身体半卧位，保持安静并保暖，给予吸氧等急救处理后应立即送医院进一步抢救。现场急救时可针刺或掐点内关和足三里穴，如果昏迷，可加用人中、百会、合谷、涌泉等急救穴。如呼吸、心跳停止，应做人工呼吸与胸外心脏按压。

四、预　防

预防运动者发生过度紧张是极为重要的。预防的关键是：

（一）运动前先作身体检查，有心血管机能不良者，患有急性病，如感冒、扁桃体炎、急性肠胃炎等均不应进行剧烈运动或参加比赛。

（二）遵守循序渐进的原则。避免缺乏锻炼就参加剧烈的比赛，避免伤病初愈或未完全恢复就参加比赛。

（三）加强运动时的医学观察和自我监督，尤其对少儿、老人等锻炼基础差的人要区别对待，因人而异，适度安排活动内容。要坚持健身原则，不应过分追求比赛分数和成绩。

（四）锻炼和比赛前要作充分的准备活动，运动后要使身体各部分达到充分放松。

第三节 晕 厥

晕厥是由于脑血流暂时降低或血中化学物质变化所致的意识短暂紊乱和意识丧失，是过度紧张的一种表现形式。晕厥的主要危害在于晕厥发生刹那间摔倒后的骨折和外伤。在运动的特殊环境（如空中、水下和高原），以及在运动时速度、力量和方位的迅速变化时，突发的意识丧失会导致严重的后果，如头颅外伤、溺水和窒息等。这些后果远远超过晕厥本身的危害。

一、原因和发病机理

（一） 脑血流量减少

人脑重占体重的2%，脑血液供应占心脏输出量的1/6，脑耗氧量占全身耗氧量的20%，维持意识所需的脑血流的临界值为30毫升/100克，当脑血流骤减至临界值以下就可以发生晕厥。由于血压急剧下降和心输出量突然减少，脑血流量骤减可引起晕厥，因此凡引起血压急剧下降和心输出量突然减少的因素均可能引起晕厥。

（二）精神和心理状态不佳

如运动员过分紧张和激动，见到别人受伤、出血而受惊、恐怖等。这是由于神经反射使血管紧张性降低，引起急性外周组织血管扩张，血压下降，回心血量减少，心输出量较少，导致脑部缺血缺氧引起晕厥。

（三）重力性休克

疾跑后突然停止而引起的晕厥称为重力性休克。多见于径赛运动员，尤以短跑、中跑为多见，有时自行车和竞走运动员也可见到。运动员在进行运动时，外周组织内的血管显著扩张，血流量比安静时增加多倍，这时依靠肌肉有节奏地收缩和舒张以及胸腔负压的吸引作用，血液得以返回心脏，当运动者突然终止运动时，肌肉的收缩作用骤然停止，使大量血液聚积在下肢，造成循环血量明显减少、血压下降、心跳加快而心脏搏出量减少，脑供血急剧减少而造成晕厥。

（四）胸内和肺内压增加

举重者作大重量挺举时，由于胸腔及肺内压突然剧增，造成回心血量减少，致使心脏输出量急剧减少，造成短暂的脑供血不足，可发生持续 20 ~ 30 秒的晕厥状态。

（五）直立性血压过低

长时间站立不动或久蹲后突然起立，长期卧床后突然站立等体位变化时都可引起晕厥。这是由于体位的突然变化，植物性神经功能失调，体内血液重新分布的反应能力下降，致使回心血量骤减和动脉血压下降，引起脑部供血不足而产生晕厥。可发生在完成游泳比赛的站立位。

（六）血液中化学成分的改变

如低碳酸血症或低血糖也可以引起意识丧失。癔症发作或其他原因引起的持续深快呼吸，发生过度通气，CO_2 过多排出，可引起低碳酸血症。不论何种原因引起的血糖水平下降都可出现由于自主神经系统兴奋性增加和肾上腺素释放增加的症状，当血糖降至低水平时脑组织对葡萄糖摄取减少，对氧的利用能力下降。长时间剧烈运动后，体内血糖消耗产生的低血糖反应，常见于长跑、马拉松、长距离游泳、滑雪和公路自行车等运动项目。有低血糖病史的人进行运动时易诱发低血糖。

（七）心源性晕厥

此种晕厥可发生在足球、篮球、自行车、网球、冰球、马拉松和慢跑等运动项目中。青年和中老年人均有发生，以中老年人为多见。剧烈运动时心肌需氧量增加，原已狭窄的冠状动脉不能满足心肌供血的需要。运动可刺激儿茶酚胺分泌增多或动脉壁的敏感性增加，引起冠状动脉痉挛产生心肌供血不足，尤其在剧烈运动后，心肌处于特殊易损期，心肌血流灌注不稳定，此时立刻洗澡会使心肌缺血、心输出量减少和脑供血不足而发生晕厥。运动可激发没有器质性心脏病的人发生心律失常，如阵发性心动过速期间发生短暂的晕厥。

（八）运动员中暑晕厥

在炎热的夏天进行长时间训练和比赛易发生晕厥，尤其在夏天无风或湿度较高的情况下，运动时体内产生的热量通过蒸发、对流、传导和辐射等方式不能有效地散发，使体温明显升高；此外由于大量出汗循环血量减少，引起脑组织供血减少和意识丧失。中暑晕厥多发生在长跑、马拉松、越野跑、自行车和足球比赛时。运动员训练水平低、过度疲劳易发生中暑晕厥。

二、征象和诊断

运动过程中或运动后发生晕厥是由不同原因引起的急性神经精神症状。晕厥时，病人失去知觉，突然昏倒。昏倒前，病人感到全身软弱，头昏、耳鸣，眼前发黑。昏倒后，面色苍白，手足发凉，脉搏细而弱，血压降低，呼吸缓慢。轻度晕厥，一般在昏倒后不久，由于脑部缺血缓解，能很快恢复知觉。醒后仍有头昏、全身无力等征象。

晕厥的病因诊断主要依据发作时病史和体征，尤其是发作起始、经过和恢复全过程，包括发作诱因、场合、体位、有无前驱症状和后遗症状。发作时的体征对诊断晕厥原因非常重要，如面色、血压、脉搏、呼吸、心率、心音的改变等，有条件时可做心电图、脑电图或血糖检查。

三、处　理

（一）一般处理

发生晕厥后应让患者平卧，足部略抬高，头部稍低，松开衣领，这可增加脑血流量。注意保暖，防止受凉。针刺或掐点人中、百会、合谷、涌泉穴，一般能很快恢复知觉。如有呕吐时应将患者头偏向一侧。患者清醒后可服用热糖水和维生素 C 及维生素 B_1 等，并注意休息。

（二）病因治疗

对低血糖性晕厥者静脉注射 50% 的葡萄糖 60 毫升；对低碳酸血症引起的晕厥者减慢呼吸频率和加深深度可缓解；心源性晕厥应立即吸氧，心电图显示房室传导阻滞时皮下注射阿托品，如为室性心动过速静脉注射利多卡因 50～100 毫克，1～2 分钟注完，经现场急救后再安全转运；对中暑晕厥者，首先将其转移到阴凉通风处迅速降温，用冷水或酒精擦浴使皮肤发红，头部及大血管分布区放置冰袋，有条件者静脉点滴 5% 的葡萄糖生理盐水。

四、预　防

（一）运动员应进行定期体格检查，尤其在重大比赛和大强度训练前。对发生过晕厥的运动员应作全面检查，避免再发生晕厥。

（二）坚持科学训练的原则，避免发生过度疲劳、过度紧张等运动性疾病，平时要加强体育锻炼，增强体质，提高健康水平；疾病恢复期或年龄较大者参加运动时必须按照运动处方进行。

（三）疾跑后不要立即站立不动，而应继续慢跑并调整呼吸，然后再停下来，有的人疾跑后感到很虚弱，应让别人扶着走一段路，以免昏倒。久蹲后不要骤然起立，应慢慢起立，如感到头晕有前驱征象时，应立即俯身低头或卧倒，以免摔伤。避免在高温、高湿度或无风条件下进行长时间训练和比赛；进行长距离运动时要及时补充糖、盐和水分；不宜在闭气下作长距离游泳，水下游泳运动应有安全监督措施。

（四）体育教师、运动员、教练员应有预防和简单处理运动中发生晕厥的知识。

第四节 运动员贫血

近二十多年来，运动医学界对运动员贫血的诊断标准、发生（检出）率、原因、影响因素、临床表现、实验室检查、诊断、预防和治疗等方面进行了较多的研究，深化了人们对运动员贫血的了解和认识。

20 世纪 70 年代，国内运动员贫血的检出率为 5% 左右，女子少年运动员贫血检出率明显大于男子少年运动员。80 年代末，成人运动员贫血检出率增加至 13. 9%，女子为 33. 3%，少儿运动员更高，男少年达 33. 3%，女少年达 45. 9%。除年龄因素外，不同运动项目的运动员的贫血检出率也不同。

一、贫血概述

贫血是指外周血液在单位体积中的血红蛋白浓度、红细胞计数和/或红细胞压积低于正常最低值，以血红蛋白浓度较为重要。

根据我国血红蛋白测定值情况：成年男性低于 120 克/升，成年女性低于 105 克/升，其红细胞压积最低值分别为 40. 0% 容积、35. 0% 容积，均可诊断为贫血。临床上根据血红蛋白减低的程度将贫血分为四级：轻度，血红蛋白低于正常值低限至 90 克/升；中度，90 克/升 ~ 60 克/升；重度 60 克/升 ~ 30 克/升；极重度，低于 30 克/升。

我国成年男性的红细胞数是 4.0×10^{12}/升 ~ 5.5×10^{12}/升，成年女性的红细胞数是 3.5×10^{12}/升 ~ 5.0×10^{12}/升。

贫血是多种病因引起的一个征象，而不是独立的疾病，各系统疾病均可引起贫血。运动员发生贫血，除有一般人的发病原因之外，由于训练因素引起血红蛋白低于正常值称运动性贫血。运动性贫血仅占运动员贫血的 20% ~35%。从运动性贫血发生率来看，女性多于男性，年龄小的运动员高于年龄大的运动员。

运动员贫血适用于上述临床贫血标准，即运动员血红蛋白值低于临床标准称为运动员贫血。

近年来有学者提出，运动员在训练中和竞赛阶段，血红蛋白值不能满足氧运的需要就应考虑为亚理想血红蛋白状态。运动员亚理想血红蛋白值是应用于运动员的血红蛋白值低于氧运所需的理想水平者。国外的理想血红蛋白标准为：男性低于 160 克/升，女性低于 140 克/升，国内的标准（暂定）男性低于 140 克/升，女性低于 120 克/升。

除血红蛋白诊断贫血标准外，红细胞压积也是一项重要标准。理想的红细胞压积标准是其正常范围的上限，即 45.0% 容积左右，相当于 160 克/升。适当提高红细胞压积有利于氧运功能的改善，但过高的红细胞压积不利于周围组织氧的释放。这是因为红细胞压积与血黏度密切相关。血黏度随红细胞压积增加呈指数曲线增加，血黏度增大时，血流速度减慢，心脏收缩的阻力增加，可导致组织内氧运减少。而在红细胞压积正常值范围内氧释放最佳。

二、贫血发生的基本原因

（一） 红细胞生成减少

骨髓造血微环境受到有害物质影响可使其造血功能障碍，从而使红细胞生成减少，如再生障碍性贫血；造血物质缺乏或失利用可影响红细胞生成或血红蛋白合成，如铁缺乏可使血红蛋白合成减少。

（二） 红细胞寿命缩短或破坏增多

红细胞的寿命为 120 天，一个正常人体每天约有 1/120 的红细胞破坏，大约有相等数量的红细胞生成，从而维持其平衡状态。当红细胞寿命缩短超过骨髓代偿能力时就会发生贫血。当细胞内外因素影响到红细胞膜的稳定性时，使红细胞膜的可塑性下降，红细胞容易破裂溶血。如大运动量训练时红细胞内环境酸碱平衡紊乱以及血流冲击力量增加可使红细胞破坏增加。

（三）失 血

失血有急性失血性贫血和慢性失血性贫血。一次性大量出血可引起急性贫血；长期少量出血可引起慢性失血性贫血。

三、运动性贫血的原因和机理

（一）血浆容量增加引起的相对性贫血

血浆容量增加引起的相对性贫血是指血浆容量的增加与血红蛋白的增加不成比例，血浆容量的增加大于血红蛋白总量的增加，出现相对性贫血（Pseudoanemia）。一些耐力项目运动员经训练后可引起血浆容量增加，红细胞压积降低。这一高容量反应被视为机体对训练的适应性反应，通过血容量增加，剧烈运动时使心搏出量增加，有利于周围组织氧的运送和释放。

（二）血红蛋白合成减少

运动员血红蛋白合成减少和/或红细胞生成减少可导致贫血的发生。血红蛋白合成需要足够量的铁、蛋白质、维生素 B_{12} 和叶酸等。运动员进行大运动量训练时，对蛋白质、铁等营养素的需求量随之增加。如果其营养素摄入量仅达到一般需要量，而未增加额外的补充。甚至，某些项目运动员（如体操、舞蹈）还要限制摄入量，就更易出现原料不足，血红蛋白合成减少。近年来研究结果表明，运动员是发生缺铁的高发人群。

1. 运动员的铁平衡

铁平衡是指一种稳定的状态，即每天从膳食中吸收的铁既可能补充机体实际丢失的铁，又可满足机体生长的需要。机体有 3 种独特机制以保持铁的平衡及预防体内的缺乏和过分蓄积：（1）反复利用红细胞分解代谢中的铁；（2）根据体内铁营养状态调节肠道内铁的吸收；（3）增加独特的储铁蛋白－铁蛋白，可储存或释放以满足额外铁的需要。机体内稳态机制在多方面调节铁的需要、利用和储存以满足额外铁的需要。

《中国居民膳食营养素参考摄入量》指出，中国成年男子（平均体重65公斤）铁的需要量是1.21毫克/天，若定铁吸收率（生物利用）为8%，则膳食铁摄入量应为15毫克/天。中国成年女子（平均体重55公斤，绝经期前）铁的需要量是1.69毫克/天，则膳食铁摄入量应为21.1毫克/天。如果运动员膳食中铁含量不足，或有些运动员节食、偏食、素食可能造成铁的负平衡。

许多耐力项目男运动员在剧烈训练时平均从膳食中摄铁超过20毫克/天，假如摄入的铁中10%被吸收，则男运动员应至少吸收铁2毫克/天，男运动员要耗尽铁储备，铁吸收量必须小于1毫克/天或排出量必须大于1毫克/天。而女子每日实际摄入铁量为9～10毫克，比男子少。有研究表明，许多女运动员膳食中血红素铁含量是低的，而女子的铁排出量高于男子，这样女运动员因铁吸收少而排出量多更易出现负铁平衡。

2. 铁排出途径

机体不能通过尿及肠道主动排出铁，其丢失途径如下：

（1）基本丢失

铁基本丢失是由于皮肤及呼吸道、胃肠道和泌尿系统黏膜上皮细胞死亡脱落所致。尿液、胆汁和汗液中含有微量的铁，每天身体铁的基本丢失量约为14微克/公斤体重。利用长半衰期同位素55Fe进行的同位素稀释法的人体实验测定70公斤体重男子平均每日丢失的铁为1毫克，55公斤体重非经期妇女平均每日丢失0.8毫克，其中经黏膜上皮脱落丢失的铁为0.6毫克/天，由汗液和皮肤细胞脱落丢失铁0.2毫克/天～0.3毫克/天，由尿液丢失的铁少于0.1毫克/天。有研究发现，长跑后从胃肠道丢失的铁比安静时增加一倍。胃肠道出血是长跑运动员比赛后的一个常见征象，运动员发生胃肠道出血的原因可能包括激烈运动时胃肠道缺血，糜烂性溃疡、胃炎、空腔器官的反复撞击、跑前服用抗过敏药物等。

（2）月经铁丢失

月经周期按28天计算，每个月经周期失血约30～40毫升，平均每天月经失血损失铁约为0.56毫克，加上基本损失0.8毫克，每天损失为1.36毫克。由于生理性月经失血丢失的铁变异很大，有10%妇女铁需要超过2.27毫克/天，有5%超过2.84毫克/天，甚至有5%的女孩铁需要超过3.21毫克/天。女运动员月经失调发生率明显高于一般人群，因此月经铁丢失成为运动员缺铁的重要原因。

（3）生长期需要量

青春期少年铁需要量很高，特别是生长加速期，女孩在月经初潮前生长加快，月经来潮后生长还在继续，因此铁的需要量很大。男孩在青春期血红蛋白总量和含量均有明显增加，其增加量甚至超过经期妇女的铁需要量。由于生长速度个体差异很大，有些青春期少年铁需要量要明显高于平均水平。

（三）运动引起的溶血和红细胞破坏增加

运动时由于肌肉的极度收缩、挤压或牵伸造成相应部位微细血管内溶血或红细胞的破坏，长跑运动员易造成足部毛细血管内溶血，表现为血红蛋白尿。同时脾脏收缩，脾脏中大量释放具有溶血作用的溶血卵磷脂使红细胞破坏增加。随着运动时间延长，运动员体温升高、代谢产物堆积、血液酸性增加，使红细胞可塑性下降、细胞膜脆性增加，加之运动时血流加速，红细胞与血管壁的撞击、摩擦使红细胞破坏增加。

当发生溶血或红细胞破坏增加时，血红蛋白浓度、红细胞压积下降。持续大强度训练使溶血过程加重时，血浆中游离血红蛋白浓度升高。血浆中游离的血红蛋白需与结合珠蛋白结合后被输送至肝脏分解，当血浆增高的游离血红蛋白超过结合珠蛋白的结合能力时，大部分剩余的游离血红蛋白可通过肾排出（血红蛋白的肾阈为1.3克/升），形成血红蛋白尿。

由于运动员贫血的原因复杂，研究还在继续进行中。

四、征 象

由于血红蛋白是人类皮肤呈色的主要因素，故缺血时皮肤黏膜苍白；红细胞的主要功能是携带氧气，故贫血时可出现缺氧及由缺氧所致的代偿表现。贫血的表现取决于贫血的严重程度，一般情况下，当血红蛋白浓度低于80克/升~90克/

升时才出现症状，然而这与贫血发生的速度有关，急性贫血患者常难耐受缺氧，当失血容量20%时可表现为苍白、直立性心动过速和低血压，而慢性贫血，即使当血红蛋白达30～40克/升，病人也能生活自理。

运动员贫血症状的轻重取决于贫血产生的速度、贫血的原因和血红蛋白浓度降低的程度。运动员心血管系统代偿能力较强，所以当运动员患轻度贫血时，安静状态和小运动量训练时不出现症状或症状很不明显，仅在大运动量训练时才出现某些症状。中度和重度贫血时，由于血红蛋白明显降低，已经影响到运氧能力，这时可出现缺氧引起的一系列症状，主要表现为：

（一）呼吸循环系统

已知1克血红蛋白结合1.36毫升的氧。血红蛋白水平降低出现血氧降低，机体出现一系列代偿现象，如心悸、心慌，活动后加重。由于血二氧化碳分压升高可刺激颈动脉窦或呼吸中枢出现呼吸急促等表现。

（二）神经系统

可出现头痛、头晕、失眠、反应能力降低等症状。

（三）内分泌系统

女运动员可出现月经紊乱（稀少、周期缩短或经量过多）或闭经。

（四）体　征

轻度贫血体征不明显。中、重度贫血可出现皮肤和黏膜苍白（以口唇、眼睑部较明显），舌乳头萎缩，贫血较重时出现反甲现象（匙状指），心率加快，心尖部出现收缩期吹风样杂音，较重者可出现肢体浮肿，心脏扩大等体征。

五、实验室检查

（一）外周血象检查

外周血象检查是指对外周血中红细胞和白细胞数量和质量的化验检查，包括红细胞计数（RBC）、血红蛋白测定（Hb）、白细胞计数（WBC）及白细胞分类计数（DC）、血小板计数（PC）、红细胞压积（Hct）和网织红细胞等。红细胞形态学检查时观察红细胞的大小、染色和形状。缺铁时红细胞表现为直径小，中空浅染。还可观察红细胞平均容量（MCV）、红细胞平均血红蛋白含量（MCH）、红细胞平均血红蛋白浓度（MCHC），缺铁性贫血时，三者均降低。

（二）血液生化检查

1. 血清铁蛋白（SF）它是能够最早反映铁耗竭的指标，目前认为是铁缺乏的最灵敏指标。当血清铁蛋白低于12μ克/升时，表明机体储存铁开始消耗。但当机体储存铁完全或几乎完全被消耗时，血清铁蛋白不能提供组织铁缺乏的进一步信息。SF的正常值受年龄、性别、营养状况的影响。

2. 红细胞原卟啉（FEP）作为血红素前体的原卟啉在铁缺乏时发生蓄积并成为较敏感的指标，对缺铁性贫血具有诊断价值。当幼红细胞合成血红素所需铁供给不足时，FEP、锌卟啉值升高，正常值155～557微克/升，正常情况下FEP/Hb为1.67～2.6微克/升，大于3.0～4.5微克/升时有诊断价值。

（三）有氧能力检查

运动员贫血时，VO_2、VO_2max下降、VCO_2升高，在运动中，安静时氧脉搏无明显变化，运动中氧脉搏数值减少。氧脉搏的变化程度与贫血的程度、负荷量的大小有密切关系。

六、诊 断

（一）运动员在剧烈运动训练初期（1～3周）产生的贫血是一种暂时性贫血。多见于从事耐力项目的运动员。此时血红蛋白下降主要是血容量增加与血红蛋白总量增加不成比例所致，即血浆稀释引起的相对性贫血。

（二）运动员长期慢性贫血以缺铁性贫血最为常见。它具有缺铁性贫血的各种特征（血象、血生化、红细胞形态）。

（三）女性和少儿运动员较男性和成年人运动员贫血的发生率高。贫血运动员运动时易出现心悸、气短、头晕、无力等症状，并与贫血严重程度成正比。

（四）运动员有氧能力、耐力下降。

（五）在确定运动性贫血前，必须排除其他原因所引起的病理性贫血。特殊检查可排除血液系统和肝、肾、胃肠道器质性病变。明显减少或停止训练一段时间（一个月）后，红细胞数和血红蛋白浓度明显升高，可作为诊断运动性贫血的参考依据；如果停止训练后，营养供应充足，但未见红细胞数和血红蛋白浓度升高，或增加极少者，则应考虑为病理性贫血。

七、治 疗

（一） 病因治疗

对于潜在缺铁的因素如月经过多或其他慢性失血问题要积极治疗。

（二） 饮食治疗

通过合理膳食补充蛋白质、铁等造血原料，以纠正贫血，主要用于轻度贫血和辅助治疗以及贫血的预防。铁的主要食物来源是：丰富来源：动物血、肝脏、鸡胗、牛肾、大豆、黑木耳、芝麻酱；良好来源：瘦肉、红糖、蛋黄、猪肾、羊肾、干果；一般来源：鱼、谷物、菠菜、扁豆、豌豆、芥菜叶；微量来源：奶制品、蔬菜和水果。另外维生素 C、肉类、氨基酸等有利于铁的吸收，而茶、咖啡、蛋类、牛乳、植物纤维不利于铁的吸收。

（三） 合理安排运动训练

当女运动员的血红蛋白低于 90 克/升时，应停止中等和大强度训练，以治疗为主。待 Hb 上升后，再逐渐恢复运动强度。当血红蛋白在 90 ~ 110 克/升时可边治疗边训练，但在训练中应减少训练强度，避免长距离跑等。对重度贫血应以休息和治疗为主。应避免运动员在贫血的情况下长期训练，否则会带来不良后果。

（四） 药物治疗

口服补铁药物是治疗此病的主要药物治疗。按铁的吸收机制将膳食中铁和补铁药物分为血红素铁（有机铁）和非血红素铁（无机铁）两种。铁的吸收主要是在小肠，肠黏膜上有两种不同的受体分别吸收血红素铁和非血红素铁，因此同时服用两种补铁药物或富含两种铁的膳食可增加铁的吸收率。

八、预　防

（一）合理安排运动量和运动强度，遵守循序渐进和个别对待的原则。

（二）定期检测血红蛋白和血清铁蛋白，做到早发现早治疗。

（三）加强对运动员中贫血易感人群的全面营养，膳食要合理，营养要丰富，尤其富含蛋白质和铁，食物烹调加工要科学。运动员每天每千克体重至少保证摄入蛋白质2克以上，其中1/3以上是优质蛋白，克服偏食和吃零食的习惯。

（四）合理安排生活制度和膳食制度。

第五节　运动中的腹痛

腹痛是运动过程中一种常见的症状，在中长跑、马拉松、竞走、自行车、篮球等运动项目发生率较高，其中三分之一的人查不出发病原因，而仅与运动训练有关。

一、原因和发病机理

（一）原　因

引起运动中腹痛的原因，从总体来看，基本上分为原因不明但与训练有关的运动性腹痛、腹腔内疾病和腹腔外疾病。运动性腹痛往往与下列因素有关：

1. 缺乏锻炼或训练水平低；
2. 准备活动不充分；

3. 身体情况不佳、劳累、精神紧张；

4. 运动时呼吸节奏不好，速度太快，运动前食量过多或饥饿状态下参加剧烈训练和比赛等。

（二）发病机理

1. 肝脏瘀血

其发生原因可能与运动中心血管功能不协调有关。开始运动时，由于准备活动不充分就加快速度和加大强度，以致内脏器官功能在还没有提高到应有的活动水平上就承担了过分的负荷，特别是心肌收缩力较差时，心搏出量减少或无明显增加，心腔内压力增加，使下腔静脉血回心受阻，进一步导致下腔静脉压力升高，肝静脉回流受阻，引起肝脏瘀血，造成血液淤积在肝脏内。肝脏由于瘀血体积增大，增加肝脏被膜的张力，使被膜上的神经受到牵扯，因而产生肝区疼痛。疼痛的性质多为钝痛、胀痛和牵扯性疼痛。此外，剧烈运动时呼吸急促、表浅，造成胸膜腔内压上升，也影响下腔静脉的回流而引发右上腹部疼痛。

2. 呼吸肌痉挛

呼吸肌包括肋间肌和膈肌，当其痉挛时多感到季肋部和下胸部锐痛，与呼吸活动有关，患者往往不敢做深呼吸。其发生的原因可能是由于运动中未注意呼吸节律与动作的协调，未注意加深呼吸，以至于呼吸肌功能紊乱，呼吸表浅急促，呼吸肌收缩不协调并过于频繁、紧张而发生痉挛或微细损伤。另外准备活动不充分，心肺功能赶不上肌肉工作的需要，使呼吸肌缺氧，这样不但呼吸肌痉挛，并且加剧了疼痛的发生。

3. 胃肠道痉挛或功能紊乱

其发生的原因可能是剧烈运动使血流重新分布，胃肠道缺血、缺氧，或因各种刺激所致，如饭后过早参加运动，吃得过饱，喝得过多（特别是喝冷饮过多），空腹运动时空气刺激等都可能引起胃肠痉挛。胃肠痉挛时胃壁和肠壁的神经受到牵扯而发生疼痛。胃痉挛疼痛部位多在上腹部。腹部着凉，蛔虫刺激，运动前吃了难以消化或容易产气的食物，如豆类、薯类、牛肉等而引起肠蠕动增加或痉挛，疼痛部位多在脐周围。

4. 腹内疾病

急慢性肝炎和胆道疾病，（包括胆石症、胆囊炎、胆管炎、胆道蛔虫等）、溃疡病、肠结核、慢性阑尾炎，运动时由于病变部位受到牵扯和震动而产生疼痛、其疼痛部位多与病变部位一致。

5. 腹外疾病

常见有右肺下叶肺炎、胸膜炎、肾结石以及腹肌损伤。据报道，在腹外疾患中，运动员的腹直肌损伤并不少见，却容易被忽略。

二、处 理

（一）对于因腹内或腹外疾病所致的腹痛，主要根据原发疾病进行相应的治疗（药物、理疗、局部封闭等）。

（二）对于仅在运动时加快速度后才出现腹痛的运动员，首先要加强全面身体素质训练和专项的技术、战术训练。

（三）运动中出现腹痛后，可适当减慢速度，并作深呼吸，调整呼吸与动作的节奏；必要时用手按压疼痛部位，弯腰跑一段距离，一般疼痛即可消失。如仍然疼痛，应暂时停止运动，口服阿托品、颠茄等解除痉挛的药物。针刺或点掐足三里、内关、三阴交等穴位，进行腹部热敷等。如无效应请医生处理。

三、预 防

（一）遵守训练的科学原则，要循序渐进地增加运动量，加强全面身体训练，提高生理机能水平。在训练和比赛时要调整好动作与呼吸节奏，合理地分配运动速度。

（二）运动前要做好充分的准备活动。冬天参加长跑或自行车比赛时，不要在未做好充分准备前就脱掉运动外套。

（三）合理安排膳食，运动员激烈运动前不要吃得过饱，不大量饮水，特别是冷饮，不吃平时不习惯的食物；不要在饥饿状态下参加训练和比赛；餐后经过一个半小时才能参加运动。

第六节 肌肉痉挛

肌肉痉挛俗称抽筋，是肌肉发生不自主的强直收缩所显示出的一种现象。运动中最易发生痉挛的肌肉是小腿腓肠肌，其次是足底的屈踇肌和屈趾肌。在游泳运动中发生肌肉痉挛的人较多。

一、原因和发病机理

（一）寒冷刺激

在寒冷的环境里运动，肌肉受冷空气的刺激，兴奋性突然增高，使肌肉发生强直收缩。如游泳时受到冷水的刺激，冬季在户外锻炼受冷空气的刺激都可能引起肌肉痉挛。在寒冷的环境中运动时，未做准备活动或做得不充分，或未注意保暖，就更容易发生肌肉痉挛。

（二）电解质丢失过多

运动中大量排汗，特别是长时间的剧烈运动或高温季节运动时大量排汗，或有些运动员急性减体重使大量电解质从汗液中丢失，造成电解质过低，引起肌肉兴奋性增高，发生肌肉痉挛。

（三）肌肉连续过快收缩而放松不够

在训练和比赛中，肌肉连续过快地收缩，而放松的时间太短，以至于肌肉收缩与放松的协调性紊乱，引起肌肉痉挛。这在训练水平不高者、新手中较多见。

（四）疲 劳

身体疲劳也直接影响肌肉的生理功能，疲劳的肌肉往往血液循环和能量代谢有改变，使内环境发生改变，导致痉挛产生。因而身体疲劳时，特别是局部肌肉疲劳时再进行剧烈运动或做一些突发性的用力动作，就容易发生肌肉痉挛。

二、征 象

发病部位的肌肉剧烈挛缩发硬，疼痛难忍，痉挛肌肉所涉及的关节，伸屈功能有一定的障碍，发生肌肉痉挛的运动员不能坚持参加运动和比赛。发作常可持续数分钟。

三、处 理

（一）向痉挛肌肉收缩相反的方向牵引痉挛的肌肉，使肌肉拉长，一般都可使其缓解。牵引时切忌用力过猛，用力宜均匀、缓慢，以免造成肌肉拉伤。如腓肠肌痉挛时，可伸直膝关节，同时用力使踝关节充分背伸，拉长痉挛的腓肠肌；屈䟴肌和屈趾肌痉挛，可将足及足趾背伸。

（二）在痉挛肌肉部位做按摩，手法以揉捏、重力按压为主，要注意保暖。

（三）热疗（如热水浸泡、局部热敷）也有一定疗效。

（四）严重的肌肉痉挛有时需采用麻醉才能缓解。

在游泳中如果发生肌肉痉挛，不要惊慌，如自己无法处理或解救时，先深吸一口气，仰浮于水面，并立即呼救。在水中解救腓肠肌痉挛的方法是，先吸一口气，仰浮于水面，用痉挛肢体对侧的手握住痉挛肢体的足趾，用力向身体方向拉，同时，用对侧的手掌压在抽筋肢体的膝盖上，帮助将膝关节伸直，待缓解后，慢慢游向岸边。发生肌肉痉挛后不宜再进行游泳，应上岸休息、保暖、局部按摩使肌肉放松。

四、预 防

（一）加强体育锻炼，提高身体的耐寒力和耐久力。

（二）运动前必须认真做好准备活动，对容易发生痉挛的肌肉可事先做适当按摩。

（三）冬季运动要注意保暖。

（四）夏季运动时，尤其是进行剧烈运动或长时间运动时，要注意电解质的补充和维生素 B_1 的摄入。

（五）疲劳和饥饿时不宜进行剧烈运动。

（六）游泳下水前要用冷水冲淋全身，使身体对寒冷有所适应；水温太低时，游泳时间不宜过长。

第七节　运动性血尿

正常人尿液中无红细胞或偶见个别红细胞，如离心沉淀后的尿液在光学显微镜下每高倍视野有 3 个以上红细胞，可称为血尿。血尿轻者尿色正常，需经显微镜检查方能确定，称显微镜血尿。重症者尿呈洗肉水状或淡红色，称肉眼血尿。

血尿是一个重要的临床症状，可由泌尿系统疾患引起，也可由全身性疾病（血液病、感染性疾病、风湿病、心血管疾病、代谢性疾病等）、尿路邻近器官疾病（前列腺炎、盆腔炎、直肠癌等）、药物和化学因素（如磺胺类、汞剂等药物）而引起。

运动性血尿是指健康人在运动后出现的一过性血尿，虽经详细检查找不到其他原因。对运动性血尿的发生率的报道差异性较大，但在各个体育项目中，无论是有训练经验的运动员，还是刚开始训练的新手都有报道，尤其在跑、跳（如长跑、三级跳）、球类和拳击项目中较多见。男运动员发生率较高，

一、原因及发病原理

运动性血尿的发生主要与剧烈运动有关，其发病原因和原理尚不十分清楚，主要与下列因素有关。

（一） 肾静脉高压

有些运动员肾脏周围脂肪组织较少，在直立位长时间的蹬地动作，使肾脏位置下移，肾静脉与下腔静脉之间的角度变锐，可发生两静脉交叉处的扭转，引起肾静脉压增高，从而导致红细胞漏出，出现运动性血尿。

（二） 肾脏缺氧

运动时肾上腺素和去甲肾上腺素分泌增多，全身血液重新分配，肾血管收缩、肾血流减少，造成肾脏缺血、缺氧，同时血液中乳酸、丙酮酸等酸性物质增加，PH 值下降，均可使肾小球毛细血管的通透性增加，导致红细胞漏出而出现血尿。

（三） 肾损伤

在运动时由于腰部的屈伸扭转、撞击和挤压均可造成肾组织和肾内毛细血管的轻微损伤，而引起血尿。

（四） 膀胱损伤

在膀胱排空的情况下跑步，脚落地时的震动使膀胱后壁和底部相互接触、摩擦，容易造成膀胱黏膜的轻微损伤。由于解剖特点不同，这一学说不适用于女运动员。

二、征 象

（一）正在训练的运动员或健康人在运动后即刻出现血尿，其明显程度与运动量和运动强度的大小有密切关系。

（二）男运动员多见，尤以跑、跳项目和球类项目运动员多见。

（三）出现血尿后若停止运动，则血尿迅速消失，在绝大多数情况下在运动后 24 小时自行消失，一般不超过 3 天。不少研究者强调血尿迅速消失的重要性。

（四）除血尿外，血液化验、肾功能检查、腹部 X 线检查、B 超检查及肾盂造影等项检查均正常。不伴随全身和局部特异性症状和体征，半数以上运动性血尿的运动员无任何伴随症状，少数运动员有身体机能下降、腰痛、腰部不适、尿道口烧灼感等症状中的某种表现。

（五）从长期随诊观察结果来看，虽然有的运动员可在多年内反复出现运动性血尿，但对运动员的健康未见明显的不良影响。

三、鉴别诊断

运动后出现血尿，除运动性血尿外，还有一些器质性疾病和外伤也可引起，因此在诊断时必须加以鉴别。

（一）器质性疾病所至的血尿

常见的疾病有下列几种，其血尿程度一般与运动量和运动强度无明显关系，同时还有病变本身的一些特征。

1. 肾小球肾炎

患者常出现水肿、少尿、血压升高等征象，尿液检查除有红细胞外，还有蛋白和管型。

2. 泌尿系结石

常有肾绞痛、尿频、尿急、尿量减少或排尿中断现象，腹部 X 线平片、泌尿道逆行造影检查可发现结石。

3. 泌尿系感染

如肾盂肾炎、膀胱炎、肾结核等，这些疾病都有血尿、脓尿和膀胱刺激征（尿频、尿急、尿痛），尿液细菌培养阳性。其中肾盂肾炎和肾结核常有腰痛和发热症状。

4. 泌尿系肿瘤

泌尿系肿瘤也是引起血尿的常见原因之一。通过膀胱镜或泌尿道逆行造影等可加以鉴别。

（二）外伤性血尿

运动时腰部受到钝物的打击或摔倒，造成肾脏挫伤，可以引起运动后血尿。

一般这类病人都有腰部受伤史和腰痛，诊断不很困难但当外伤史不明显，或受伤与就诊间隔时间较长时则容易漏诊。

四、处 理

（一）对出现肉眼血尿者不论有无其他伴随症状均应停止训练；对无症状的镜下血尿的运动员，应减少运动量，继续观察。

（二）试用止血药。如维生素 K、维生素 C、安络血等。

（三）伴有机能不良者可用 ATP 和/或维生素 B_{12}肌肉注射，每日 1 次，10 次为一疗程。

（四）器质性疾病和外伤所致的血尿，应针对病因进行积极治疗，一般不能进行正常训练。

五、预 防

（一）遵守运动训练的科学原则，负荷量和训练强度要循序渐进，避免骤然加大负荷量和训练强度。充分做好全身和腰部的准备活动。

（二）合理安排训练和比赛时的饮水，剧烈训练和比赛过程中要适当补充水分，调整好步速。

（三）注意外界环境变化，调整好步速。

第八节 运动性血红蛋白尿

各种原因引起血管内溶血时，大量血红蛋白游离至血浆中。血浆中游离的血红蛋白需与结合珠蛋白结合后被输送至肝脏分解，当血浆增高的游离血红蛋白超过结合珠蛋白的结合能力时，大部分剩余的游离血红蛋白可通过肾排出（血红蛋白的肾阈为 1.3 克/升），形成血红蛋白尿。

某些疾病可引起血红蛋白尿，仅在行军、长跑等运动后出现的血红蛋白尿称为运动性血红蛋白尿。

一、原因和机理

运动性血红蛋白尿的病因和机理现在还不完全清楚，目前普遍赞同的有下列学说。

（一）局部血管内红细胞机械损伤引起的溶血，即由于足底的红细胞受跑或直立位运动的机械性损伤引起的局部溶血，采用弹性鞋垫可起到预防作用。这与在长跑、竞走、长途行军以及篮球、足球、曲棍球等跑动较多的运动员中较多见到血红蛋白尿是一致的，尤其是在跑动时步伐重和步幅小的运动员中，或在硬场地（如公路、硬地操场）跑动的运动员中较多发生。但不能解释全部现象。

（二）血中结合珠蛋白不足。有人对铁人三项运动员比赛后的测定结果显示，95%的运动员结合珠蛋白较赛前下降，平均下降32%，而且溶血的程度与比赛的距离呈正比。考虑血中珠蛋白不足可能是运动性血红蛋白尿发生的机理之一。

二、征　象

（一）本症几乎都发生在“健康”男性，运动后出现褐色尿（酱油色尿），这种肉眼可见的尿色异常通常持续3～4时，多在运动后第一次和第二次排尿时出现，第三次尿外观多数已恢复正常。平时尿液外观正常。

（二）多数病例不伴随其他症状，少数人可有头疼、头晕和腰酸等非特异性症状。体格检查无异常发现。

（三）化验检查。尿蛋白通常在两个加号（＋＋）以上，尿潜血阳性，尿含铁血黄素阳性，而红细胞少见或无（与血尿不同），有时可伴随少量颗粒管型。血浆血红蛋白含量显著升高。个别病例可合并有血尿和贫血。

（四）本症有自愈倾向，一部分病例出现本症后，间隔一段时间再做同样运动不再复发。

三、处 理

适当休息，短期内避免做引起血红蛋白尿的运动，每日服用维生素 C600 ~ 900 毫克有一定疗效。采用弹性鞋垫可取得较好效果。若持续不愈，应请医生处理。

四、预 防

（一）运动负荷要循序渐进地增加，尤其在初春和春夏之交（好发季节）安排训练时更需注意。参加超长距离比赛时，必须进行充分的体力准备。

（二）避免在硬场地上连续进行大强度地跑跳练习。

（三）跑后尿色有异常时，可在跑鞋内加放弹性较大的鞋垫。

第九节 运动性中暑

中暑是由高温环境引起的，以体温调节中枢功能障碍、汗腺功能衰竭和水、电解质丢失过多为特点的疾病。运动性中暑是运动中发生的一种急性病。常在高温、高湿和通风不良的环境中进行运动时发生。根据发病机制和临床表现不同，中暑可分为热射病、热痉挛和热衰竭。

运动性中暑是近年来提出的运动性疾病之一。是指肌肉运动时产生的热量超过身体散发的热而造成运动员体内的过热状态。此症多见于年轻的体育锻炼者、战士、马拉松跑者、铁人三项运动员等。

一、原 因

（一）中 暑

环境高温是致病原因。室温过高，超过 35 摄氏度，炉窑等热源强辐射下从事一定时间的训练或劳动；炎夏烈日下暴晒等，如无足够的防暑降温措施，都可发生中暑。即使气温不很高，但湿度较高和通风不良，在这种环境下从事训练或重体力劳动，也可发生中暑。

中暑的诱因有：年老体弱、疲劳、肥胖、饮酒、饥饿、脱水、失盐、穿着不透风、发热、甲亢、糖尿病、心血管疾病、汗腺缺乏及服用阿托品等抑制汗腺分泌的药物等。

（二） 运动性中暑

运动性中暑是由于体温调节系统在运动时超载或衰竭所致。机体在运动时产生大量热，除其中约1/4用于完成机械功外，其余均以热的形式储存或散发，当产热或储热超过散热时就会出现体温调节系统的超载，可伴随大量出汗，运动时间维持较长时，直肠温度升高甚至虚脱。衰竭是由于丘脑下部体温调节或周围性反应功能紊乱所致，使心脏充盈压和心搏出量减少，心率加快所致。当直肠温度升高后，皮肤和内脏小动脉扩张，引起血压下降。运动性中暑时直肠温度可达40～42摄氏度。

二、发生机理

正常人体温一般恒定在37摄氏度左右。这是在丘脑下部体温调节中枢控制下，产热与散热平衡的结果。人体产热主要来自体内氧化过程中产生的基础热量。肌肉收缩和不自主寒战也能产生热量。人体每公斤体重蓄积3.89焦耳（0.93卡）热量，足以使体温提高1摄氏度；在散热方面，在通常室温（15～25摄氏度）下，人体散热主要靠辐射（60%），其次为蒸发（25%）和对流（12%），少量为传导（3%）。周围环境温度超过皮肤温度（当环境温度为23摄氏度时，躯干和额部的温度是32～34摄氏度）时，人体散热只能靠出汗以及皮肤和肺泡表面的蒸发。每蒸发1毫升水，可散失2.4千焦耳（0.58千卡）热量。人体散热还通过循环血流将深部组织的热量带至皮下组织，并通过扩张的皮肤血管散热。因此，皮肤血管扩张和经皮肤的血流越多，散热越快。

高温对人体主要系统的影响如下：

（一）体温调节。在高温条件下，血液循环和汗腺功能对调节体温起主要作用。高温超过一定限度，产热量大于散热量时，体温调节中枢失控，可突然出现高热而发生热射病。此时汗腺功能发生障碍，出汗减少可加重高热。

（二）中枢神经系统。高温对中枢神经系统有抑制作用，导致注意力不集中，对外界反应迟钝，动作准确性和协调性差。

（三）心血管系统。由于散热的需要，皮肤血管扩张，血液重新分配，同时心输出量增多，结果心脏负荷加重。最终导致心功能减弱，心输出量减少，输送到皮肤血管的血液量减少而影响散热。

（四）水盐代谢。出汗是高温作业中的主要散热途径。一般认为一个工作日的出汗量高达6升为生理最高限度，而汗中氯化钠含量为0.3%～0.5%。因此，在高温下作业时，大量出汗伴有盐的丢失。丢失水分过多可引起循环障碍而发生热衰竭。丢盐过多和补盐不足可引起肌肉痉挛而发生热痉挛。

三、中暑的一般类型

中暑是夏天训练中常见现象，易发生在天气开始炎热时，故此时组织训练和比赛，要预防中暑。根据发病机制和临床表现不同，中暑可分为热射病、热痉挛、热衰竭三种。

（一）热射病

又称中暑高热。高热、无汗和昏迷是本病的特征。往往在高温环境下训练或工作数小时后发病；老年人、体弱者和慢性病患者常在夏季持续高温数天后发病。热射病的症状轻重不等，轻者仅呈虚弱状态，重者有高热、无汗和昏迷。一般发病急，体温上升，脉搏及呼吸加快，重者可引起昏迷，体温41摄氏度以上，脉搏极快、而呼吸短促，严重者可因心力衰竭或呼吸衰竭而致死。头部直接受太阳辐射引起的热射病称日射病。

（二）热痉挛

大量出汗引起氯化钠丢失过多，导致肌肉兴奋性升高，发生肌肉疼痛和肌肉痉挛者，称为热痉挛。热痉挛轻者只是对称性肌肉抽搐，重者大肌群也发生痉挛，并呈阵发性，负荷较重的肢体肌肉和腹肌最易发生痉挛。患者意识清楚，体温一般正常。

（三） 热衰竭

多发生于饮水不够的老年人、体弱者和婴儿，也见于从事高温下训练的新手，补充盐和饮水不足者。因体内无过量热蓄积，一般无高热。患者先有头痛、头晕、多汗、恶心、呕吐，继而口渴、疲乏无力、焦虑、胸闷、面色苍白、冷汗淋漓、轻度脱水、脉搏细弱或缓慢、血压下降、心律不齐。可有晕厥，并有手足抽搐，重者出现循环衰竭。

在临床上，热射病、热痉挛、热衰竭可同时存在，不能截然区分。

四、运动性中暑的特征

（一） 征　象

运动性中暑多见于年轻的锻炼者，尤其是战士、马拉松跑者和其他运动员。运动性中暑与一般中暑不同的是骤然发生居多，主要有高热、中枢神经系统功能障碍和皮肤发热、干燥呈粉红色。

（二） 诊　断

在炎热天气剧烈运动时，原先健康者突然出现虚脱，首先应想到运动性中暑，应注意除外急性中枢神经系统疾病和药物中毒的可能。运动性中暑一般呈急性经过，少数人有数分钟至数小时的先兆症状，这些先兆症状为头晕、无力、恶心、定向力障碍等。

（三） 并发症

严重的运动性中暑可并发中枢神经系统、心血管系统、呼吸系统以及泌尿系统功能紊乱和损伤，导致严重后果。

五、处 理

（一）场地急救要保持呼吸道通畅，测量血压、脉搏、直肠温度、点滴输液、严重者要及时送往医院抢救。热射病如不及时采取有效的抢救措施，死亡率可高达5% ~30%。

（二）一般处理。热衰竭和热痉挛患者应转移到通风阴凉处休息。热痉挛患者口服凉盐水或含盐饮料或静脉注射生理盐水，服用十滴水或藿香正气水，可迅速好转。有循环衰竭者由静脉补给生理盐水和氯化钾。一般患者在30分钟至数小时内即可恢复。

（三）物理降温。用4 ~11摄氏度凉水擦摩皮肤，使皮肤血管收缩加速血液循环，加用风扇吹风。在头部、腋窝、腹股沟放置冰袋以降温。

六、预 防

（一）夏天炎热，要安排好训练时间，避免在一天中最热的时间里进行训练。热天运动时，宜穿浅色衣服，戴遮阳帽。保证充足地睡眠，并加强常规医务监督。

（二）安排好炎热天气训练和比赛时的营养和饮水，注意补充食物中的蛋白质，额外增加维生素 B_1、B_2、C 供给量。组织合理的水盐供应，主要是强调运动员采取少量多次饮水的原则，训练或比赛后的氯化钠供给量宜从常温下的10 ~15克增加到20 ~25克，所需氯化钠可通过含盐饮料、菜汤和盐渍食品提供。

（三）对不耐热个体要加强预防措施。中暑存在明显的个体差异，一些人对炎热较敏感。不耐热个体是指某些人不能耐受炎热，其体温升高早于一般人，他们更易出现中暑。年轻人（运动员、士兵等）发生运动性中暑的危险性较大。对炎热的低耐受性的诱因有：脱水、肥胖、体能水平低、疾病、皮肤因素等，有诱因存在时应减少或避免炎热天气时的剧烈运动。对曾发生过中暑者应倍加重视。

第十节 运动猝死

猝死，即人体在症状出现后24小时内发生的死亡（根据WHO规定）。运动中猝死，即运动员在运动中或运动后即刻突然发生的死亡。运动猝死虽然比较少见，但对人们心理的危害却很大。世界著名排球运动员弗·海曼、我国著名排球运动员朱刚猝死，全美慢跑旋风发起人、《跑步全书》作者——吉姆·菲克斯在慢跑中猝死，这一系列报道，不能不使一些体育爱好者忧心忡忡。

一、运动中猝死的发病率

美国学者Vander和他的同事进行了较大规模的实验研究，这一研究是在40个运动机构中进行的，研究持续了5年之久。他们的实验证明：即使在普通人群中与运动有联系的死亡率极低。在33.726000/人小时运动中，只出现了38例致死的心血管并发症。只有1/888.526人小时的死亡率，这意味着如果一年中有3400个成人每周训练5小时，只有一个人死亡。也就是说在这样的人群中，运动中的死亡率每年是百分之一，与美国每年的自然死亡率一样。运动中猝死的发病率极低，对于身体健康的人，并不构成威胁。只有在有潜在的心脏病时，参加体育活动，运动才能成为猝死的诱因。运动员猝死的发病率比一般人高，运动中猝死的发病率比日常生活中的发病率高的认识是错误的，是一种假象。由于运动员，特别是著名运动员的猝死，或在运动中死亡受到了更多公众的注意。

二、运动中猝死的常见原因

（一） 先天性心脏疾患

1. 马凡氏综合征

马凡氏综合征是一种染色体显性疾患，主要病变累及全身结缔组织，常引起骨骼、心脏及眼部疾病。典型马凡氏综合征患者，通常瘦高、管状骨长，关节活动幅度大。主动脉因结缔组织缺乏而薄弱，常表现为主动脉扩张、二尖瓣脱垂、主动脉夹层、主动脉瘤形成，并有潜在主动脉断裂倾向。世界著名排球运动员弗·海曼、我国著名排球运动员朱刚等均因马凡氏综合征引起的心脏先天性改变而猝死。

主动脉的扩张程度可用超声心动图来进行评价。马凡氏综合征患者没有主动脉根部扩张或没有二尖瓣脱垂的人，只可参加低强度的运动。

2. 冠状动脉畸形

冠状动脉畸形是罕见的先天性心脏疾患。在死前很难诊断，但可引起猝死，一般多见于青少年。如儿童少年出现原因不明的晕厥时，应详细检查，以排除或发现冠状动脉畸形是否存在。冠状动脉畸形在外科手术修补后，如运动负荷试验心电图正常，允许参加运动。

（二） 获得性心脏瓣膜疾病

在获得性心脏瓣膜疾病中，主动脉瓣膜狭窄和主动脉反流对生命的威胁最大。

主动脉瓣膜狭窄严重的患者可能发生猝死，而中等程度患者猝死却很少。但也应高度警惕，因为病变的严重程度可能会发展。主动脉反流可严重影响中央循环的动力，也是猝死发生的常见原因。有任何程度主动脉反流的人都不应参加剧烈运动。

（三） 肥厚性心肌病

这一罕见的疾病是运动员猝死的重要原因。肥厚性心肌病是遗传性疾病，其特点是室间隔和左室肥厚，不能舒张，查无其他原因。这类患者在发病初期常无症状，其形态变化很难与运动引起的心脏肥大区别。然而，这类运动员一半左右有猝死的家族史。当室间隔或左室后壁厚度达 15 毫米或超过 15 毫米时被认为有诊断意义，但这一变化常常到成人早期，才完全表现出来。这些患者即使是经过了治疗或手术也不应参加体育运动。

（四） 心律失常

有些人由于预激综合征一类的心律失常导致猝死的发生。

（五） 药物乱用

刺激剂（包括精神刺激剂、中枢神经刺激剂、交感神经胺剂），如苯丙胺和可卡因等。这类药物的主要作用是靠抑制身体的自然警报系统，减轻剧烈运动引起的痛苦感觉来增强自信心，增加耐力和力量，获取更好成绩的。

刺激剂的主要影响包括：使疲劳感消失，导致机体耗竭而引起严重后果；使血管收缩从而导致机体散热机能下降，引起体温过高；在进行高强度运动时服用大剂量的刺激剂，对中枢神经系统的危害引起的副作用包括焦虑、烦躁、神经紧张、易怒和失眠，增加心率、血压和能量代谢；可导致由极度兴奋转为深度抑制、呼吸和循环衰竭，甚至引起心脏衰竭而造成死亡。

（六） 缺血性心脏病

在缺血性心脏病中，由动脉粥样硬化引起的心脏病是最常见的。动脉粥样硬化、动脉中层钙化症和细动脉硬化，其中以心脏冠状动脉粥样硬化的影响最大，即冠心病。冠心病是指因狭窄性冠状动脉疾病引起的心肌供血不足所造成的缺血性心脏病。冠心病的发病过程漫长，发病初期往往不引起人们关注，随年龄增加患病率逐渐增加，症状也越来越明显。冠心病在病变较轻时，在安静时多无症状，据研究，当冠状动脉堵塞达 75% 时，病人在安静时才有反应。

运动时由于机体的代谢加强，需氧量急剧增加，运动肌肉和心肌的供血供氧需要量也急剧增加。在正常情况下，供应心肌血液的冠状动脉的口径可随代谢的增强而扩张，当冠状动脉的病变严重到一定程度时，当运动达到一定强度、在心率过快、心脏舒张期过短时，就会导致冠状动脉痉挛、诱发心绞痛甚至心肌梗死。

有人认为，可将运动中猝死归咎于剧烈运动中或运动后即刻，影响心肺系统两种主要变化，其一是运动时血压升高，运动突然停止后，血压可下降至异常低的水平，这对有冠心病的人来说是十分危险的，因而猝死常发生于运动刚结束时而不是运动当中；其二是易于引起危险性心血管变化瓦尔萨瓦（Valsalva）效应。此现象最常见于摔跤和举重运动员，他们在大运动量练习过程中往往出现昏厥。人们发现举重过程中胸腔内压可高达 160 ~ 220 毫米汞柱（21. 33 ~ 29. 33 千帕），这将大大降低心脏的搏动能力，常出现心脏的电冲动仍可记录到，却摸不到外周脉搏的现象。也就是说心脏虽然在活动，但由于胸膜腔内压过高，左右心室不能充盈，使血液不能被输送到外周循环中去。此时，测量收缩压竟低于 25 ~ 50 毫米汞柱（3. 3 ~ 6. 7 千帕），如果有其他危险因素存在，这将是非常危险的。

瓦尔萨瓦（Valsalva）现象其特征是：动脉血压随动作的进行期和恢复期而呈特殊的变化规律，即动脉血压先升高，后降低，再上升而后恢复至安静水平。主要见于举重、摔跤、体操等静力性工作较多的项目。工作（憋气），导致胸膜腔内压升高，血压升高可达 180 ~ 220 毫米汞柱。而胸膜腔内压、血压升高，则会导致回心血量减少，心脏充盈不足，从而导致心输出量下降，出现高位器官缺血缺氧的症状（如眼冒金星、头晕、恶心、耳鸣等）。在憋气结束时会反射性地出现深呼吸，胸膜腔内压锐减，胸腔血流大大增加，可超过安静时水平。而回心血量过大，心室过度充盈，对于心力储备差、少年儿童，或有心脏疾患、特别是有冠心病的人来说是十分不利的，有时可能会造成意外的发生。这是因为心脏的容量负荷增加，心肌张力增加，因而导致了心肌的耗氧量增加，而心脏的血液供应主要取决于冠脉的血流，冠脉血流又取决于对冠脉口径的调节，当对冠脉的调节能力降低时，则会引起心肌供血供氧的相对不足，而导致心绞痛或意外事故的发生。但对于运动员来说，随着训练水平的提高，心血管的调节机能和器官血流量的分配能力可以逐渐得到提高，瓦尔萨瓦（Valsalva）效应会逐渐缓和。

（七）过度紧张

过度紧张是指运动员在训练或比赛时，体力负荷超过了机体的潜力而发生的生理功能紊乱或病理现象。过度紧张多发生在训练水平低、经验较少的新手身上，也可发生在因伤病中断训练较长时间后恢复训练的运动员身上。

它常在一次剧烈的训练课或比赛后即刻发生，或在训练后、赛后短时间内发生。运动者常出现呼吸困难、憋气、胸痛、咳血性泡沫样痰，右季肋部疼痛、肝脏肿大、心跳快而弱或节律不齐、血压下降、全身无力、面色苍白等急性心功能不全症状，严重时可导致猝死发生。

从体育运动中发生的情况来看，主要是剧烈运动时交感－肾上腺髓质系统兴奋，使心率加快，心肌耗氧量增加，心脏负荷过重而诱发心力衰竭。

（八）中　暑

中暑是一种医疗急症。严重时可导致循环衰竭，甚至昏迷死亡。

（九）脱　水

脱水严重时出现脑组织充血、神经细胞损伤，可引起一系列中枢神经系统功能障碍的症状，包括嗜睡、肌肉抽搐、昏迷、甚至导致死亡。英国医学杂志报道：在耐力运动过程中喝水过多可能发生一种低钠性脑病（大量排汗——血钠失衡——脑水肿），严重时可导致猝死。

三、运动中猝死的发病特点

（一）男性多于女性。有人对 226 名猝死者进行了统计，其中男性 188 例，占 83.16%。

（二）好发年龄较小，男女均在 10 岁左右。

（三）与竞赛项目有关。

（四）马拉松、公路自行车发病最高，其次是球类，再次是举重、舞蹈、游泳及其他。

（五）在耐力项目中，终点后死亡 > 终点前死亡 > 跑步开始或途中的死亡。

（六）运动员与非运动员比较：非运动员多死于心肌梗死，而运动员致死原因复杂，多死于潜在的心脏病。

（七）竞赛时多于训练时。

四、影响因素

（一）气候。夏季发生最多，有人认为夏季运动中猝死与中暑有关，因为马拉松跑不仅对心脏血管系统造成了沉重负担，而且对其体温调节机制也是严峻地考验，以致在猝死发生后难于对其发生原因做出鉴别。

（二）伤后、病后及身体情况不佳时参与剧烈运动。伤后、病后、身体情况不佳、过度劳累、睡眠不足、感冒发烧参加运动时容易发生运动性猝死。如喀麦隆著名足球运动员维维安·福，在腹泻后参加剧烈比赛造成猝死。

（三）情绪波动、过于紧张时，易发生猝死。

五、运动中猝死的预防

要在运动中完全杜绝猝死发生是不可能的。因为有些患者潜在的心血管疾病，只至死亡时才表现出来。就大多数猝死来说，积极的预防对于减少不必要的牺牲具有重要的实际意义。根据国内外的一些报道，猝死的预防应从以下几方面来进行。

（一）认真做好体育训练和比赛的医务监督，在学生中开展体育活动要根据青少年的生理特点合理安排运动量和运动强度。

（二）在竞赛前，对于没有运动经历和运动习惯的人，应进行必要的体格检查，特别是心血管系统的检查，注意询问病史、运动史和家族史。

（三）对于运动中有过心前区不适、上腹部疼痛、呼吸困难、面色苍白、大汗淋漓等症状的，要予以特别注意。

（四）曾在运动中或运动后有过晕厥、意识丧失的人，应注意是否与心脏病有关，有无潜在的心脏病，要请专科医生做出确切诊断，在问题尚未查清之前，应禁止从事剧烈运动。

（五）在进行长距离赛跑及剧烈比赛时要有医务人员在场，并准备必要的急救设备。在长距离跑结束后，不要立即停止活动或就地卧倒，避免由于“重力性休克”引起的回心血量不足，或突然卧倒后回心血量突然增加而引起心脏扩张，进而影响心肌的供血供氧。

（六）定期进行体格检查，经体检有异常发现，特别是有心脏疾患者应在医生指导下进行合理锻炼，一般应禁止参加剧烈活动或比赛。

（七）在伤后、病后、发烧、急性感染期间及恢复期，应避免参加剧烈运动。运动量和运动强度要逐渐增加，禁止带伤、带病参加剧烈运动。

（八）体育锻炼要持之以恒，不要间隔时间过长，“三天打鱼，两天晒网”，积极预防冠心病。

（九）夏季进行长距离、长时间的训练和比赛时，要及时补水及电解质，防止电解质平衡紊乱及中暑发生。

（十）洁身自好，自觉抵制滥用违禁药物。

第十一节　运动员心脏

运动员心脏是瑞典临床学家 Henschen 于 1899 年首先提出的描述运动员心脏增大的术语。到目前为止已经有许多学者对有关运动员心脏肥大的问题进行了大量的研究（Askew，Cox et al. 2002），对运动员出现的这种心脏增大，有人认为是运动员训练生理适应的结果，也有人认为是病理性的征象，还有人认为它介于生理和病理之间（曲绵域等 1996）。通过本章学习，大家需要了解以下内容。

一、运动员心脏肥大的特点

（一）影响运动员心脏形态及功能改变的因素

1. 运动性质

对运动员心脏产生明显影响的是耐力性运动和力量性运动，其中耐力性运动对心脏形态的影响更为明显。由于力量或者耐力项目运动中，对血管产生的阻力不同，导致对心脏形态的影响不同。

2. 训练年限

运动对运动员心脏的影响不是短时间可以形成改变的，需要有一定时间的持续作用。

3. 负荷量

训练中的负荷量大小是影响心脏肥大程度的另外一个重要因素，这个重要因素在一定范围内，负荷量越大，导致心脏形态的改变也越明显。

4. 遗传因素

有关训练对心脏结构适应的大量资料中，很少研究遗传因素或其他环境因素对心脏大小的影响。训练对有氧能力的遗传影响已有不少研究予以证实。对心脏大小遗传性的专门研究获得了不同的结果。Klissouras 等（1973），Bouchard 等（1984）对双胎的放射线研究表明，心脏体积/公斤体重的遗传系数约为 25% ~ 30%。Diano 等（1980）用 Echo 研究发现，父母与其子女心脏径线有明显的相关性，即遗传成分可占 50% 左右。相反，另一些研究表明，遗传因素对心脏大小的影响是很小的（曲绵域等 1996）。

（二） 运动员心脏的形态特点

不同性质的运动训练对心脏产生不同的影响，这种影响也表现在运动员心脏的形态特点上。

1. 耐力项目运动中，主要导致体循环的血管阻力升高，导致左心负荷加大，最终导致左心肥大；耐力项目引起的心脏肥大的特点是心腔增大，而心壁增厚不明显，这使得心脏的每搏输出量增大，心率降低（Boutcher 2003）。

2. 力量性项目中的憋气用力动作，导致肺循环阻力加大，最终导致右心肥大。而力量项目引起的心脏肥大主要是导致心壁增厚，而心腔增大不明显。

（三） 窦性心动过缓

运动员表现心率降低，当安静时每分钟的心跳在 60 次以下就叫作心动过缓。心动过缓在运动员中非常多见，多数运动员心率可以达到每分钟 50 ~ 60 次，而一般正常人的心跳次数大致为每分钟 65 ~ 75 次。运动员训练水平越高，训练年限越长，安静时心动过缓表现越明显。在水平较高的国家级运动员中，心动过缓可占到50% ~60%，因此心动过缓常常是运动员经过训练后出现的适应现象之一。除极个别运动员的心动过缓可能属于病态原因外，多数人都属正常的生理现象。个别训练水平高的运动员每分钟心跳只有30 ~40 次。运动员出现心动过缓的主要原因是长期体力训练使心脏功能得到改善，使心跳减慢的迷走神经作用加强所致，属正常现象。

从运动项目的特点来看，心动过缓多见于从事耐力项目的运动员，如马拉松、长跑、自行车等运动员。成年运动员出现心动过缓较多见，青少年运动员中较少。当运动员出现心跳较慢而无特殊异常情况时，一般均属于正常。

（四） 房室传导阻滞

房室传导阻滞在心电图上表现为P－R 间期延长（正常为0.12 ~0.20 秒），说明心脏的兴奋从心房向心室传导的过程发生阻滞。如果不伴随有心脏病的相应症状，一般也不认为是异常现象。

（五） S－T 段和T 波改变

在心电图上出现S－T 段位置抬高或降低是心肌供血不足的表现，但是在一些运动员身上也可以看到这种现象。S－T 段位置改变是受心肌代谢、神经张力、电解质及药物的影响，可以发生不同形态的偏移。如果是由于训练引起的这种非病理性改变，多数在运动后会即刻减少、消失或者保持不变。目前产生机制尚不十分明了，可能属正常变异（曲绵域等1997）。

另外，在一些运动员心电图上可以看到高大的T 波，在一般心电图上这也可以是心肌供血不足的表现，或者是生理性变异，这需要进行鉴别。运动员心电图上出现T 波改变时，在排除心脏疾病的前提下，可以诊断为非特异性T 波。有此异常的运动员多无症状、运动能力强、T 波多有动态变化，运动试验后即刻T 波形态会改善或正常化。

（六） 心脏功能良好

运动员的心脏有一些这样那样的变异情况出现，但是进行运动负荷试验时表现出良好的机能水平，可以承受很大的运动负荷，不应该出现明显的运动能力下降、心悸、气短、胸闷等症状。

二、运动员心脏增大的可能机理

运动员心脏的变异集中体现了对运动的适应。进行经常性的体育活动可以增强心脏功能。有些运动员的心脏大于一般人，这是心脏对长期运动良好适应的反映，这与临床高血压或心脏瓣膜病等患者的心脏肥大有本质的区别，被称为“运动员心脏”。1892 年 Osler 描述运动员的大心脏可能是由于长期使用心肌的结果。1899 年 Henscher 用叩诊法检查滑雪运动员，发现多数心界扩大，而将其称为“运动员心脏”，认为是系统训练引起的不良后果。以往一些内科医生对“运动员心脏是健康的含义”表示担忧，运动员也为此付出代价。典型的是被称为“马拉松先生”的 DeMar。1911 年波士顿马拉松，赛前医生告诉 23 岁的 DeMar 这是他最后一次比赛，他虽然获得优胜，但因医生频繁警告赛跑损害了心脏，使他中止赛跑 10 年。但是 1922 年起他又参加波士顿马拉松比赛，9 年中 6 次获胜，在他 70 岁死于结肠癌之前又跑了 34 次马拉松。尸检发现他的冠状动脉只有轻微硬化，冠状动脉直径比正常大 2 ~3 倍，这才认识到 DeMar 的心脏不是有病，而是最完美的运动员心脏（陈伟中 1996）。

运动员心脏增大的确切原因还有待今后的研究（Di Bello 2003）。以下仅提出引起肥大的可能原因。

（一） 血流动力学过载

运动员在训练过程中，由于用力方式的不同，导致其心脏承受不同的负载，从而导致力量项目运动员的心脏改变特点有别于耐力项目运动员。人的心脏分为左右心房和左右心室共 4 个腔。左心房接受经过肺循环的含氧血液，通过左心室将血液排出到主动脉，进入体循环；而右心房接受静脉回流的血液，然后将这些静脉血通过右心室输送到肺，进行肺循环。当心脏将血液泵出时，要受到一定的阻力，这个阻力的增大将导致心脏负荷加重，最终导致心肌肥厚；而如果由于某种原因，导致回心血量增加，最终会导致心腔增大，其机理见图 3 - 1。力量项目运动员的心脏增大多数表现为心腔大小维持不变，心壁明显增厚，每搏量无明显变化，其心脏功能改变不明显。而耐力项目运动员多表现为心腔增大和心壁一定程度的增厚同时发生，表现为心率明显降低、每搏量增大，心脏泵血功能改善。

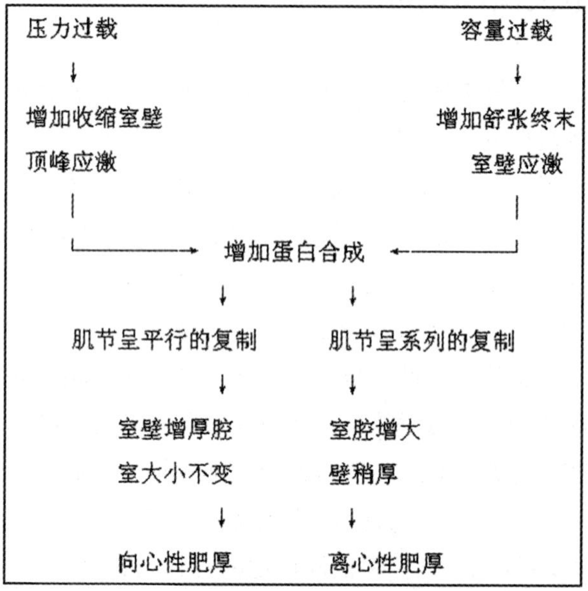

图 3－1　血流动力学过载引起心肌肥厚的机理

（引自曲绵域等《实用运动医学》1996 年）

（二）遗传因素影响

有关训练对心脏结构适应的大量资料中，有一些涉及遗传因素或其他环境因素对心脏大小的影响的研究。对心脏大小遗传性的专门研究获得了不同的结果。Klissouras 等（1973）、Bouchard 等（1984）对双胎的放射线研究表明，心脏体积/公斤体重的遗传系数约 25%～30%。Diano 等（1980）的研究发现，父母与其子女心脏径线有明显的相关性，即遗传成分可占 50% 左右。相反，另一些研究表明，遗传因素对心脏大小的影响是很小的。例如，Adams 等（1985）、Landy 等（1985）、Bieleu 等（1990）、Rost 等（1990）的研究结果认为家庭环境影响明显高于单纯的遗传影响。罗斯特等对 6～10 岁儿童游泳者追踪 15 年后认为，他们与不训练者相比，已出现明显的心脏扩大和肥厚。在青春期前已可见到心脏增大，而达最大训练量后停止增大，即从不超过 Linzbach 所谓的临界心脏重量。狄克和特用超声心动图测量的“相对临界心脏重量”为7.5 克/公斤体重。显然，从目前这些有限的研究材料还不能对遗传影响得出明确的结论。不过乔治认为，遗传因素对心脏径线大小起一定的作用。

（三） 内分泌因素

运动后内分泌的变化（儿茶酚胺、生长激素、血睾酮等）借助心脏的生理和生化改变可引起心脏增大。动物实验证明，儿茶酚胺代谢的变化可影响心脏结构。药物（如β－肾上腺素能拮抗剂等）可使大鼠心脏增大。麦克吉尔等报告心肌组织中有睾酮的专门受体部位，并提出睾酮对心肌有直接影响的可能性。合成类固醇应用后可增加运动所致的左室肥厚。郭益民等在培养新生大鼠心肌细胞实验中证实，L－精氨酸可抑制血管紧张素Ⅱ诱导的心肌肥厚反应，从而影响心脏肥大的发生。张冬等的研究发现，当心脏发生急性容量超负荷所导致的心脏肥大过程中，一些激素水平的变化也影响着这一过程。总之，运动时内分泌激素在运动性心脏增大中的作用还未完全清楚，许多问题有待今后解决。

（四） 心脏大小和身体大小的关系

在这个方面的近期研究很少，在过去的一些研究结果发现，在生长发育阶段（6 个月～18 岁）心脏径线与身体大小高度相关。亨利报道，年轻人和老年人的心脏结构与体表面积相关。布林奇等的研究结论认为，10～15 岁男孩心脏大小与 VO_2max 之间的显著相关性主要受体重大小对心脏大小和 VO_2max 的影响。珀罗特等对 200 名耐力运动员的研究，龙霍斯特、乌赫深等对阻力训练运动员的研究都得出类似的结果。将来如何看待“运动员心脏”目前尚不能圆满答复。根据德国罗斯特对儿童游泳选手的观察，他们中间有些获得了世界冠军或成为世界级运动员，在停止大负荷量训练后，心脏面积有完全恢复正常的趋向。

思考题

1. 过度训练综合征的发病原因及机理是什么？其早期主要表现是什么？应该如何预防？

2. 过度紧张有哪些类型？其发病机理是什么？现场应该如何处理？如何预防其发生？

3. 晕厥的发生机理是什么？如何进行处理和预防？

4. 运动性贫血的标准是什么？运动性贫血的种类及发生机理是什么？如何根据贫血情况安排训练及进行预防？

5. 运动中腹痛的发生原因及机理是什么？如何进行现场处理？如何预防？

6. 肌肉痉挛的发生原因及机理是什么？如何处理？

7. 什么是肉眼血尿？运动性血尿的发生原因及机理是什么？如何安排训练及如何进行预防？

8. 不同类型中暑的各自发生原因及机理是什么？各种类型中暑的主要症状有何区别？在现场应该如何处理？如何预防中暑的发生？

9. 运动猝死的常见原因是什么？有何特点？可以采取哪些预防措施？

10. 什么是运动员心脏？

11. 运动员心脏肥大的形态特征是什么？

12. 运动员心脏肥大的功能特征是什么？

13. 什么是心动过缓？什么是房室传导阻滞？

14. 心脏肥大的运动员是否可以训练？

第四章
运动训练的医务监督

在目前的训练理论上，超量恢复仍然是提高运动成绩的理论基础，因此，大运动量训练仍为目前提高运动成绩的主要手段。但是如何能够既达到预定的训练目的，又不导致运动员各种损伤和疾病的发生，是当前运动医务监督工作所面临的主要课题。众所周知，盲目地大运动量训练有损健康，但是如何才能避免盲目地大运动量训练就成了我们要解决的问题，因而我们需要掌握一些实用的评定指标。

随着运动科学的发展，人们对训练理论研究的深入已经极大地提高了我们进行监测的能力。如何将其应用到实践中是这一章要解决的主要问题。

* 如何评价脉搏、血压、血红蛋白、尿蛋白水平变化与机体状况之间的关系。
* 常用指标变化的形式及意义。
* 对常用指标进行分析时要注意的问题。
* 进行自我监督的方法。

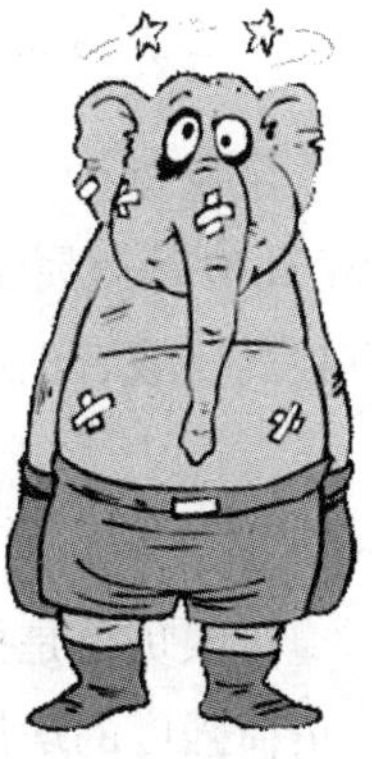

第一节　运动医务监督中常用指标及方法

一、脉　搏

脉搏（即心率）的多少受身体代谢状态、负荷情况、心脏功能等多种因素的影响（Uusitalo 1998；Pelster，Sanger et al. 2003）。我们用心率评定运动员的身体机能状况时，要从安静状态、定量负荷状态及极限负荷状态等不同的条件下去进行分析。

（一）晨　脉

人体在清晨清醒、起床前的脉搏可以反映身体的基础状况。运动员随着训练水平的提高，其安静时的心率应该逐渐下降，并且保持稳定。突然地增多往往是机体疲劳、发生疾病的征兆。一般认为晨脉增加大于12次/分，为机体机能异常的表现。

（二）完成同样定量负荷后脉搏的比较

定量负荷后脉搏频率减少是人体运动机能能力提高的表现。如台阶实验、PWC170等就属于这类应用的例子。如果负荷后脉搏增加，则提示机体运动能力没有提高，或者训练效果不好。

（三）完成极限负荷或力竭性负荷后脉搏的比较

极限负荷是指让受试者进行最大限度地发挥和表现其机能水平的运动，即随着负荷强度的增加，要求其运动到无法继续运动为止。这时脉搏所表现的是机体的最大负荷能力，其脉搏所能达到的水平越高，其心脏的负荷能力越好。

二、血　压

（一）清晨血压

清晨血压反映机体在安静状态下的情况，也可以反映人体训练后恢复的情况。如果运动员的清晨血压比其正常时的水平升高超过20%或血压超出正常标准（超过140/90毫米汞柱或者18.67/12千帕），应该查找导致血压变化的原因，一般与机体疲劳或者出现健康问题有关。

（二）定量负荷后血压恢复时间

进行定量负荷后，如果出现血压恢复时间明显延长，也是机体机能状况不正常的表现。

三、心血管机能实验

在运动训练过程中，运动员身体机能状况是运动员和教练员非常关心的问题，训练实践中我们可以根据条件情况选择合适的机能测定方法。有功率自行车或跑台的可以采用PWC170试验、跑台负荷试验等进行测定。条件差一些的可以采用台阶试验、改良联合机能试验或者台阶作为负荷方式的PWC170试验。

在运动训练过程中，教练员和运动员为了了解训练效果或者身体机能状况而进行心血管机能评定，它可以作为依据用于帮助教练员安排下一步训练计划。当运动员的心血管机能检查出现异常时，要对运动强度和运动量进行相应的调整。

四、血红蛋白

血红蛋白主要与机体的有氧能力有关，其水平的高低会影响运动员的运动能力和训练中的体力水平。所表现的是影响运动员的耐力水平（Hoffman 2002）。

（一）影响运动员血红蛋白降低的主要因素

运动量过大，营养补充中的蛋白质、铁、维生素C的供给不足，运动员身体机能水平下降，及一些疾病所致，如血液病、寄生虫、消化道出血等。

（二）运动员调整运动量的标准

当血红蛋白水平与正常相比下降超过10%或者低于正常血红蛋白水平的贫血临界值，即女子血红蛋白水平低于120克/升，男子血红蛋白水平低于130克/升。具体内容见运动性贫血部分。

五、尿蛋白

正常尿液中不应该出现蛋白，运动员在训练后尿液中出现蛋白是机体产生明显应激的表现，因此可以用其作为机体产生明显反应的指标（Medicine c2002）。现在常用的检查方法是试纸法，在此方法中可以采用目测的试纸检查法或者采用尿8项或尿10项仪进行检查。尿10项包括的内容见表4－1。

（一）影响运动性尿蛋白的因素

1. 运动项目

速度、速度耐力、耐力>球类、体操>投掷、举重。

2. 运动量

运动性尿蛋白与运动量和强度呈正比，而且个体差异大。

3. 年　龄

儿童运动性尿蛋白的发生率大于成人。

4. 情绪紧张

情绪紧张会导致运动性尿蛋白发生率增加，运动员参加比赛越重大越容易出现运动性尿蛋白。

5. 训练水平

运动性尿蛋白的出现率与训练水平成反比，训练水平越高，发生率越低。

6. **机能状况**

运动性尿蛋白的出现可以反映机体的机能状况，身体机能状况下降时或者疲劳时容易出现阳性反应。

表 4－1　尿 10 项测定指标内容

中文名称	缩写	英文
蛋白质	PRO	Protein
PH 值	PH	PH
比重	SG	Specific Gravity
葡萄糖	Glu	Glucose
亚硝酸盐	NIT	Nitrite
尿胆元	URO	Urobilinogen
酮体	KET	Ketone
胆红素	BIL	Bilirubin
白细胞	LEU	Leucocytes
隐血	BLO	Blood

（二）尿蛋白在评定运动量和运动员机能状况中的应用

1. 测定大运动量后第一次尿和第二天清晨第一次尿的蛋白含量。如在 24 小时后尿蛋白未消失，是机体恢复不完全的表现，应该再测次日晨尿，如连续超过 3 天出现尿蛋白，需要去医院做进一步检查，查找原因。

2. 当运动员感到疲劳或自我感觉不好时，可以用尿蛋白作为判断机能状况的辅助指标。最终结果应该结合机能检查和其他指标进行综合评定。

3. 但是在实际应用过程中，要注意个体差异。

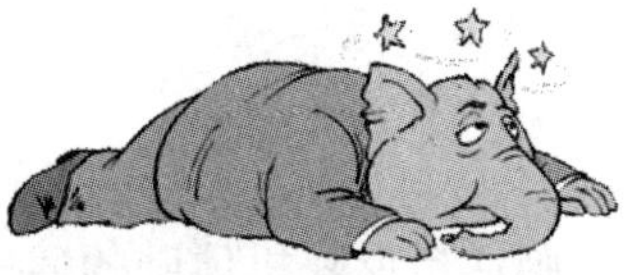

六、心电图（ECG）

心电图在运动心脏学和运动医学实际工作中被广泛应用，不仅用于运动员心脏疾病的诊断和运动员心脏机能评定，也用于预防和监测运动员心脏异常以及指导训练。

心电图是心肌发生的电现象的记录，结合临床其他资料可以给予解释。运动训练时，由于心脏负荷增加，心脏结构、自主神经功能和激素水平发生的适应性变化都将影响心肌的电变化。

根据国内外对运动员心电图的研究资料，运动员心电图可出现下列变化：电压增高；心脏复极异常，如发生假性缺血性改变及早复极；激动起源异常，如窦性心动过缓，右房心律，期前收缩，房室交界性心律等；激动传导异常，如不同程度地房室传导阻滞，完全性和不完全性右束支传导阻滞等。运动员心电图的改变多是心脏对运动训练产生适应性反应的表现，这些改变虽然是正常的变异，但有时不易与病理性改变区别开来。运动员中也有少数为病理性变化。训练有素的运动员在作安静心电图检查时可出现类似病理状态的异常，如疑患心脏病，必然影响正常训练。目前心电图已成为运动员体格检查项目之一。因此，在判断心电图的意义时，必须结合运动员全面、综合检查结果加以考虑。

运动医学中，心电图检查方法随着临床医学的发展，除安静心电图和运动心电图外，也应用遥测心电图及动态监测心电图。这为评定运动中心肌电活动变化提供了有益的资料（曲绵域 1996 年）。

当运动员的心电图出现异常时，应进行运动负荷试验，一般来说运动后的心电图如果异常现象保持不变或者减少，运动中不出现异常感觉时，可以认为机能正常；如果出现异常现象增加的情况，则提示可能存在病理性问题或者机能不良。

七、呼吸机能

（一） 肺活量

肺活量反映机体肺的通气能力，机体疲劳时，肺活量会出现下降。

（二） 五次肺活量试验

要求受试者在5个15秒内连续完成5次肺活量的测定，观察五次的具体数值和变化趋势，从而了解受试者的呼吸机能水平。数值较大，5次结果基本保持不下降或逐渐增加，是呼吸系统机能良好的表现；如果出现数值减少和5次结果逐渐减少的现象，说明呼吸机能不良。

（三） 最大通气量、 补呼气量、 补吸气量

利用专门仪器（图4－1）可以测定人的最大通气量、补呼气和补吸气量，其反映的是机体的连续换气能力。

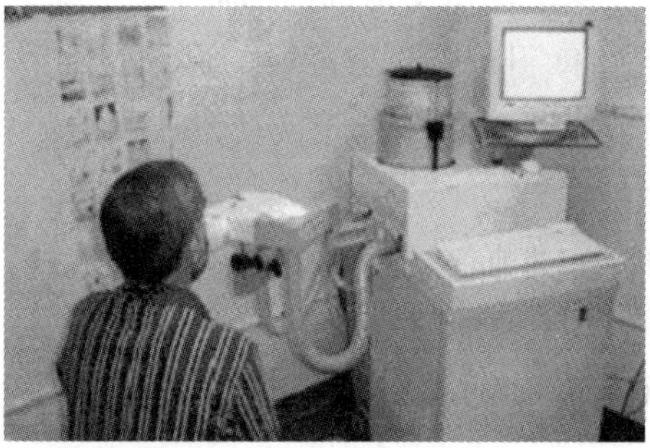

图4－1 通气功能分析仪

（四） 最大摄氧量

最大摄氧量反映机体吸收和利用氧的能力，与机体有氧能力关系密切。

八、代谢产物指标

机体在运动过程中产生大量代谢产物，这些代谢产物的水平也是反映机体状况的重要指标，可反映机体疲劳程度及训练强度大小。

（一）血乳酸

血乳酸是体内糖无氧酵解的代谢产物，其水平越高、说明机体无氧代谢程度越高，即训练强度越大。血乳酸水平可作为指标区分有氧和无氧代谢，从而控制训练的性质。一般情况下出现乳酸阈的水平是在4毫摩尔/升。在使用血乳酸作为训练强度监测指标时需要注意取血的时间，应该在运动后3～10分钟取血。

（二）血尿素

血尿素是蛋白质的代谢产物。运动中，内脏器官循环血量减少，使尿素的排出减少；运动可使蛋白质的分解代谢加强，尿素生成增加。因此，血尿素水平可作为机体对运动负荷产生反应及恢复情况的指标。其正常水平是5～6毫摩尔/升，运动员的正常值是7毫摩尔/升。通过安静时的血尿素水平可以了解机体的蛋白质代谢情况，水平明显升高，说明机体处于疲劳没有消除的状态。运用该指标时需要结合训练情况进行分析。

德国学者提出了动态观察血尿素评定机能状况的方法，操作方法是在一周训练中每2天查一次清晨血尿素水平。

1. 一周训练过程中，血尿素水平逐渐升高，经过周末休息也不能恢复，提示负荷过大，机体在训练后无法完全恢复，长期下去将导致疲劳积累。

2. 一周训练过程中，血尿素值平稳，没有明显的升高或者改变，说明刺激不足，训练对机体没有产生明显刺激，是负荷量过小的表现，应该加大训练量和训练强度。

3. 一周的训练中，血尿素水平先增高，经过周末休息可以基本恢复到一周前的水平，说明运动量比较合理，对机体产生了明显的刺激，而机体还能够承受。

九、调节代谢指标

（一）睾　酮

在血液循环中睾酮有结合型和游离型两种，影响蛋白质合成起作用的主要是游离型睾酮。学界对运动时睾酮的生理作用还不十分清楚。现有的认识是对抗糖皮质激素的蛋白质分解作用，保存体内的蛋白质。有利于机体贮留糖原及运动后肌糖原的恢复，使机体对运动应激抵抗力增强，更富于“攻击性”——能提高对运动量的承受能力。在平时，睾酮能促进蛋白质合成和增加肌肉力量，促进骨基质增加和钙化，对神经肌肉传导起营养作用，能使神经末梢乙酰胆碱的释放易化。有人认为其对红细胞生成、肌糖原和磷酸肌酸合成有一定的作用（Farrell，Garthwaite et al. 1983；Buono，Yeager et al. 1986），因而与运动能力关系密切。睾酮的生理作用广泛，主要是刺激男性性器官发育并维持其功能，刺激第二性征的出现和维持其正常状态。其对运动员的影响主要表现在促进蛋白质的合成，这将影响训练后机体恢复的过程，机体疲劳时其水平往往明显下降（Viru 2001）。其正常范围是：10.4～41.5 毫摩尔/升（男）；0.9～2.8 毫摩尔/升（女）。

（二）皮质醇

皮质醇是一种具有可加速分解代谢过程的激素，使机体对外界刺激产生应激和适应作用（Kraemer，Hakkinen et al. 1999；Gurd and Klentrou 2003）。机体疲劳时，水平上升，降低机体合成蛋白质的速度，不利于机体的恢复。正常值范围是：110～690 毫摩尔/升。

（三）游离睾酮与皮质醇比值（Tf/C）

由于睾酮和皮质醇两者作用上的相互影响，在运动实践中，更多采用测定恢复期血清睾酮/皮质醇比值，以了解体内合成代谢和分解代谢平衡的状态。比值高时，是合成代谢过程占优势，机体处于恢复能力强的状态；比值下降，是分解代谢大于合成代谢，机体仍处于消耗占主导地位的状态，疲劳不能有效恢复，长期如此会导致过度训练综合征的发生。目前认为，此比值下降大于原值的 30% 或绝对数值 $<0.35\times10^{-2}$ 是有可能发生过度训练综合征的警戒信号。

（四）血清肌酸激酶

血清肌酸激酶（CK）又称磷酸肌酸激酶（CPK），是短时间剧烈运动时能量补充和运动后 ATP 恢复的反应催化剂，与运动时和运动后能量平衡及转移有密切关系。安静时，血清 CK 主要是由骨骼肌和心肌中的 CK 透过细胞膜进入血清。

CK 正常范围是：男子 10～100 单位/升、女子 10～60 单位/升。

运动时，骨骼肌局部缺氧，代谢产物堆积，自由基增多，细胞膜损伤和通透性增加，肌细胞内的 CK 透过细胞膜进入血液，导致运动后血清 CK 升高。由于 CK 在血清中上升和细胞损伤有关，因此是评定疲劳程度和恢复过程的重要指标。

血清 CK 的变化受到负荷强度的影响大于负荷量。一般短时间极大强度运动后 5～6 时，血清 CK 升高，8～24 时达高峰，48 小时后逐渐恢复，负荷强度越大，恢复越慢。运动员疲劳后，血清 CK 活性上升，在安静时可高达 300～500U/L，但目前尚无量化评价标准。使用血清 CK 做评价时，需做 CK 同工酶等的测定，并同其他临床诊断相结合，以区别于心肌炎时血清 CK 的上升。

十、机能检查

（一） PWC170

该检查指标主要用于运动员机能水平的评定和身体机能状况的检查，用于反映机体的整体运动能力。具体使用方法有两种情况：

* 用于检查阶段性训练的训练效果，通过比较一定训练阶段前后的具体结果，了解训练效果。

* 用于判断运动员的身体机能状况，为今后的训练安排提供客观依据。

（二） WINGATE 试验

WINGATE 试验主要用于检查运动员的无氧工作能力，反映运动员在短时间内大功率输出的能力。特别适合于拳击、柔道、跆拳道这类项目运动员的运动能力评定。

（三） 12 分钟运动试验

主要反映机体的有氧运动能力，根据不同项目的需要制定具体标准。可以采用跑或者骑自行车的运动形式。

第二节 自我监督

一、运动员自我监督的意义

人是高度发达、高度完善的有机体，运动员当然不例外。在训练过程中各种来自肌肉、呼吸、内脏及心血管系统等各方面的刺激，都会传到大脑。大脑综合分析了传入的信息，对其本身工作能力、机能状况、疲劳程度必将做出相应的反应，不论机体的机能下降、疲劳或已恢复，都会从主观感觉以及客观检查中反映出来。也就是说，人们对自己疲劳程度、体力水平、机能水平的主观评定并不是凭空的，而是有着实在的物质基础的，所以也有人把主观感觉称为“自我内在的呼声”，如 RPE（自我疲劳程度感受）。自我监督正是利用主观反应及简单的医学指标对运动员的健康状况、身体状况进行观察的方法。自我监督是综合的医学观察重要内容之一。

运动员自我监督指标的变化，对判断运动员的机能状况、疲劳程度有重要参考价值，也是科学安排训练的重要参考依据。此外，系统地开展运动员自我监督工作，也有利于教练员及时总结经验，纠正错误，将训练中获得的经验上升为理论，从而大大提高教练员对训练规律的认识及执教水平。

二、自我监督的内容

自我监督的内容包括主观感觉和客观检查。

（一）主观感觉

1. 运动心情

运动心情是反映运动员有没有训练欲望的指标，而训练的欲望，取决于运动员身体的机能状况。运动员身体机能正常时，精神饱满，体力充沛，渴望训练。如果健康状况不佳或发生了过度训练综合征时，就出现心情不佳、厌烦训练的征象，尤其惧怕参加紧张训练和比赛。在自我监督表中，可根据具体情况加以记录，如渴望训练、厌烦训练、恐惧训练等。

2. 自我感觉

自我感觉是反映运动中或运动后，除运动性疲劳（如乏力、肌肉酸痛）以外其他的不正常感觉。如异常的疲劳，感到恶心甚至呕吐，头晕，以及身体某些部位疼痛等。运动员身体机能正常时，自我感觉良好，身体无不适感觉。如果出现不良感觉，说明机能下降、体力不佳或患有疾病。观察运动员在训练过程中的不良反应，有利于教练员及时发现问题，尽早查明原因，并采取相应措施。不良感觉的具体内容，可根据具体情况填写。

3. 睡　眠

睡眠状况是反映神经系统功能状态的指标。当训练负荷过大，超过了机体的负担能力时，首先会反映在神经系统方面，早期主要表现为睡眠模式的改变。好的睡眠状态是入睡快，醒后精力充沛。如果入睡迟、夜间易醒、失眠，睡醒后仍感疲劳，表明训练的负荷已超过了机体的负担能力或机体已疲劳，需要进行调整。在自我监督表中可填写良好、一般、入睡迟、夜间易醒、失眠等。

4. 食　欲

食欲是反映中枢神经系统是否疲劳的较敏感的指标之一。参加体育运动时能量消耗大，所以运动后食欲良好，想进食，食量大。如果运动后不想进食，食量减少，并在一定时期内不能恢复食欲，检查表没有其他发现时，则表明中枢神经系统已疲劳。此阶段机体的胃肠消化和吸收机能下降，运动员身体机能和健康状况也较低下。自我监督表中可填写食欲、食量等情况。

5. 排汗量

运动时排汗量的多少与运动量大小、训练程度、饮水量、空气温度、空气湿度、衣着厚薄，以及神经系统状况有密切关系。排汗量有比较明显的个体差异，在不同个体间比较意义不大。在观察排汗量指标时，应特别注意是否有夜间睡眠中出大量冷汗的现象。睡眠中出大量冷汗，中医称之为盗汗，是身体疲劳或自主神经系统功能紊乱的表现，也可能是内脏器官患病的征兆，应加以注意。在自我监督表中，可填写排汗量一般、较多或明显增多、夜间出冷汗等。

6. 主观体力感觉

运动时来自肌肉、呼吸、心血管系统各方面刺激都会传到大脑，而引起大脑感觉系统的应激。大脑分析综合了传入的信息，对其本身工作能力必将做出相应的反应。不论机体感到疲劳或已得到恢复，都会从主观感觉上做出判断，也就是说，人们对自己疲劳与恢复的主观评定并不是凭空的，而是有着实在的物质基础的，所以也把这种主观体力感觉称为“自我内在的呼声”，它对判断疲劳程度、进行自我监督是有参考价值的。另外也可以根据在进行运动负荷中的主观体力感觉评价来反映体力情况（表4－2）。

表4－2　主观体力感觉等级表（BORG 1973）

自我感觉	等级
非常轻松	7
很轻松	9
尚轻松	11
稍累	13
累	15
很累	17
力竭	19

（二）客观检查

1. 脉　搏

测脉搏时除注意频率外，还应注意节律。测晨脉对了解身体机能变化有重要意义。在训练时期，若每分钟晨脉比过去减少或无明显改变，节律齐，表明运动员身体机能反应良好，有潜力；若每分钟比过去增多12次以上，表明机能反应不良，可能与疲劳未消除或感染存在关联。如果晨脉数比过去增加明显，且长期恢复不到原有水平，可能是早期过度训练综合征的反映，应做进一步检查。

如果发现脉搏节律不齐或有停跳现象，可能是心脏机能异常征象，应采用心电图等方法作进一步检查。对运动员的安静脉搏，通常以30秒为计数单位，但要分别记下3个10秒的数值。

2. 体　重

在训练期间，体重出现“进行性下降”现象，并伴有其他异常征象（睡眠失常，情绪恶化等）时，可能是早期过度训练综合征或身体有慢性消耗性病变（肺结核、甲抗、热能不足等）的表现。

3. 运动成绩

运动成绩长期不增长或下降，可能是身体机能状况不良的反映，也可能是早期过度训练综合征的表现。

4. 肌力检查

决定肌力的大小有两个最基本的因素，一是肌肉横断面的大小，既肌肉块的大小，二是神经冲动的强度。在机能良好时，肌力不断增加或稳定在一定水平上，如果运动员的肌力明显下降，说明运动员疲劳。肌力的测定可根据具体情况选择不同的方式。如握力、背力及计算机测力等。

在客观指标中，除上述几种外，还可根据设备条件和专项特点，定期测定其他的生理指标，但总体来说，运动员自我监督的指标不宜过多，自始至终，应贯彻简便易行，客观有效的原则。只有这样自我监督工作才能长期坚持下去，才有意义。

三、自我监督的形式

自我监督可以用专门的自我监督表记录，也可逐日把各项指标写在日记中。推荐的形式应当是把自我监督作为训练日记的一部分，在详细记录训练内容、运动量、运动强度的同时，记录机体对训练的反应，这样做的目的是将训练安排与身体反应有机地结合起来观察，更便于教练员发现问题总结经验。自我监督表格的设计参见表4－3。

表 4-3　自我监督表

年　　月　　日

主观感觉指标			
运动心情	渴望训练	厌恶训练	一般
不良感觉	恶心	眩晕	胸痛等
睡眠	良好	入睡困难	失眠
食欲	良好	不佳	减少
排汗量	一般	增多	盗汗
RPE	轻松或稍累	累或很累	精疲力竭
客观检查指标			
脉搏	次/30 秒	节律	早搏　次/分
体重	公斤		
肌力（握力）	公斤		

上述各项指标，除具体数字外，可用“√”标记表示。

自我监督表中填写的内容，如食欲、睡眠，都是前一天和当日清晨的情况。自我监督表中的某些内容，如晨脉、自我感觉、食欲等必须每天填写，有的指标如体重，可以一周或半个月测一次。

自我监督工作是系统地进行运动训练医务监督工作的一部分，是教练员与运动员之间交流的有效渠道，也是提高我国基础训练水平、提高教练员执教水平的基础工作。自我监督指标的变化，可较客观地反映运动员的机能状况、疲劳程度，因而也是科学安排训练的重要参考依据。系统地开展运动员自我监督工作，也有利于教练员及时总结经验，纠正错误，将训练中获得的经验上升为理论，从而大大提高教练员对训练规律的认识。此外，自我监督工作无须任何投入即可完成，所以，在所有的运动队中，系统地开展运动员自我监督工作，势在必行，责无旁贷。

思考题

1. 脉搏变化能准确反映机体机能状况变化吗？

2. 什么时候需要进行心血管机能试验检查？

3. 血红蛋白尿有几种类型？运动引起的运动性血红蛋白尿有什么特点？

4. 影响运动训练中出现尿蛋白的因素有哪些？

5. 在训练中如何应用血尿素、睾酮、皮质醇等指标进行运动员身体机能状况及训练安排合理性的评价？

6. 什么是自我监督？所包括的内容有哪些具体指标？当机体机能状况下降时，这些指标会发生什么样的变化？

第五章
比赛期间的运动医务监督

运动员进行长期训练的最终目的是要在比赛中创造优异成绩，取得金牌，而保证运动员在比赛期间发挥出最佳水平是运动医务监督工作的重要任务。由于比赛期间的特殊性，我们不可能像平时那样进行常规的运动医务监督，只能根据比赛时的具体情况制定适宜的运动医务监督计划。在本章中大家应该了解：

* 比赛期间运动医务监督工作的目的。
* 不同比赛时期运动医务监督工作的内容。
* 比赛期间运动医务监督工作的特点。

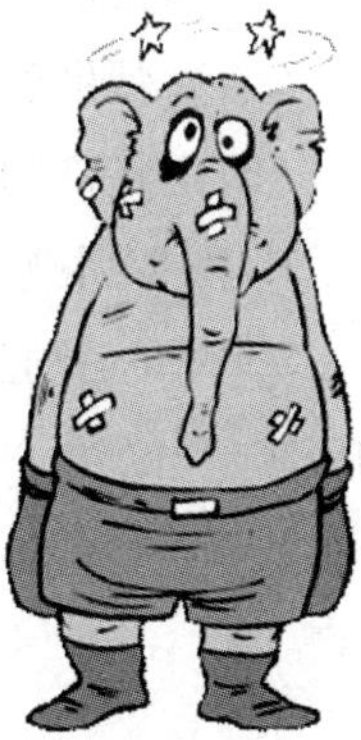

第一节 比赛前调整期的运动医务监督

一、目 的

根据具体需要，选择合适的指标进行测定，以了解运动员身体状况，保证正常参加比赛。

二、内 容

（一）赛前体检。建议无体检表的不参加比赛；体检发现有发烧、心电图异常、内脏疾病者，建议不参加比赛。

（二）帮助教练员了解运动员的身体机能状况，为训练安排提供科学依据。

（三）帮助教练员及时解决运动员身体所出现的如发烧、感冒、腹泻等问题。

（四）特殊问题的处理。

1. 减少因减体重对机体的影响，保持良好的体能状态。

2. 对女运动员必要时进行药物月经周期调整，以保证在重大比赛中获得良好的成绩。

3. 调整好时差，保证顺利地参加比赛。

第二节 比赛期的运动医务监督

在此期间，运动员往往处于精神高度紧张状态，应更加注意其身体反应。

一、目　的

保证正常参加比赛，发挥正常水平。

二、内　容

（一）督促运动员进行合理和充分地准备活动。

（二）注意比赛组织安排的合理性。如项目间的时间间隔、比赛时间的天气情况、比赛场地是否符合卫生要求等。

（三）根据项目特点，做好赛中意外伤病的急救，如对腹痛、中暑、低血糖、肌肉痉挛，韧带拉伤、挫伤、裂伤等的处理。

第三节　比赛后的运动医务监督

一、目　的

注意了解比赛后运动员身体反应情况，掌握疲劳程度及具体存在的问题，合理安排训练计划，促进疲劳消除。

二、内　容

（一）帮助教练员了解比赛后运动员的身体状况，可以通过简单无创的指标进行检查。如尿的成分、损伤部位的反应、心率和血压的恢复情况等。

（二）保证合理的营养。

（三）保证充分的休息。

思考题

1. 比赛前调整期进行运动医务监督的内容包括哪些?
2. 比赛后运动医务监督的主要目的是什么?

第六章
运动中的违禁手段

兴奋剂或违禁药物的使用及造成的严重后果新闻媒体多有报道，在现代竞技体育领域中利用科技手段反兴奋剂，是净化竞技体育的重要任务。兴奋剂所带来的是一种竞争上的不公平和对运动员健康的严重损害，因此我们必须要禁止兴奋剂在体育中的使用，这也就要求我们对相关知识有所了解。通过本章的学习应该掌握：

* 什么是兴奋剂。
* 兴奋剂有哪些种类。
* 各种兴奋剂的主要作用和危害是什么。
* 有哪些方法是禁止和限制使用的。
* 如何避免误服兴奋剂。

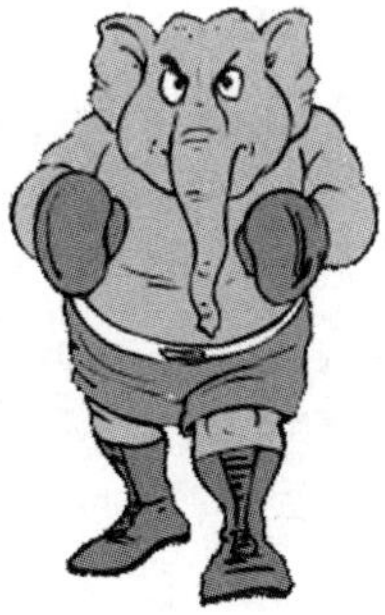

兴奋剂在竞技体育中出现由来已久，从第19届墨西哥城奥运会出现第一例兴奋剂阳性至第28届雅典奥运会共出现了83例兴奋剂阳性案例，以第28届雅典奥运会为最多（24例），呈上升趋势（表5－1）。究其原因，不难想象与竞技体育商业化有关。以奥运会为例，随着竞技体育职业化、市场化进程，作为竞技体育最高殿堂的奥运会各项竞赛日趋激烈，它除了能给人们带来无上荣誉外，同时也给胜利者带来了丰厚的经济利益，吸引着无数运动员为之拼搏，这其中难免鱼龙混杂。近年来兴奋剂事件屡见不鲜，在利益驱动下，个别运动员为了提高运动成绩而使用兴奋剂已经是人所共知的“秘密”，有的运动名将、世界冠军一直在靠兴奋剂维持和提高自己在大赛中的成绩。有的被查了出来，有的却“平安无事”，这其中的区别仅仅是使用剂量、药品的不同和应对药检的经验差距而已。从某种意义上说，在现代竞技体育比赛中，兴奋剂也是高科技。

表5－1　历届夏季奥运会兴奋剂检查阳性率统计

届次	年份	地点	检测总数（例）	阳性（例）	阳性率%
19	1968	墨西哥城	667	1	0.15
20	1972	慕尼黑	2079	7	0.34
21	1976	蒙特利尔	786	11	1.40
22	1980	莫斯科	645	0	—
23	1984	洛杉矶	1507	12	0.80
24	1988	汉城	1598	10	0.63
25	1992	巴塞罗那	1848	5	0.27
26	1996	亚特兰大	1923	2	0.10
27	2000	悉尼	3600	11	0.31
28	2004	雅典	3500	24	0.69

在2004年的雅典奥运会上，为了避免雅典奥运会上出现令人尴尬的兴奋剂丑闻，国际奥委会反兴奋剂中心不仅加大了检查力度（粗略统计抽样次数达到4150次），还在开赛之前对运动员进行抽查，估计参赛的3500名运动员中，有1000人

接受赛前药检，并首次进行600例红细胞生成素（EPO）的抽查。但是即便如此，开幕仅仅3天就查出了缅甸女子举重选手服用兴奋剂，后被逐出本届奥运会，在此前进行的女子48公斤级比赛中她所取得的第4名的成绩也被取消。此外，希腊短跑名将康斯坦丁诺斯·肯特里斯和萨努在18日接受国际奥委会道德委员会的调查后，正式宣布退出奥运会比赛。希腊运动员莱奥尼达斯·桑帕尼斯在男子62公斤级的举重比赛中为希腊队获得第一枚奖牌（铜牌）后，希腊人只高兴了短短的5天，国际奥委会22日宣布，因药检呈阳性，他所获得的铜牌被收回，同时取消他参加本届奥运会的资格。举重运动员是最"兴奋"的，他们当中一共有5人在赛场外兴奋剂检测中出现问题。截止到奥运会闭幕式为止，被查出服用禁药的运动员人数已经达到24人，为历届奥运会之最，被剥夺奖牌的运动员总数也达到7人之多。

在以往的重大国际赛事中，最为轰动体坛的兴奋剂丑闻，有加拿大短跑名将本·约翰逊于1988年在汉城奥运会上"创造"百米世界纪录，后因发现服用合成类固醇的康力龙而被宣布作废；阿根廷世界足球巨星迭戈·马拉多纳，1994年第15届世界杯足球赛的决赛阶段，因服用违禁药麻黄素等，被国际足联逐出世界杯；古巴世界男子跳高纪录保持者哈维尔·索托马约尔，于1999年在泛美运动会上，因被查出应用兴奋剂可卡因而被剥夺金牌；在2000年悉尼奥运会上德国著名摔跤运动员亚历山大·莱波尔德（Alexander Leipold）因药检诺龙阳性（超标10倍）被剥夺76公斤级金牌；保加利亚女子举重运动员伊莎贝拉·德拉格涅娃（Izabela Dragneva）因服用违禁的利尿剂，被剥夺女子48公斤级金牌等。

第一节　概　念

一、兴奋剂

兴奋剂在英语中称"Dope"，原义为"供赛马使用的一种鸦片麻醉混合剂"。

由于运动员为提高成绩而最早服用的药物大多属于兴奋剂药物——刺激剂类，所以尽管后来被禁用的其他类型药物并不都具有兴奋性（如利尿剂），甚至有的还具有抑制性（如β-受体阻断剂），但国际上对禁用药物仍习惯沿用兴奋剂的称谓。因此，现今通常所说的兴奋剂不再是单指那些起兴奋作用的药物，而实际上是对禁用药物的统称。

二、使用兴奋剂

被国际奥委会认可的“使用兴奋剂”的定义为：运动员应用任何形式的药物，或者以非正常量或通过不正常途径摄入生理物质，企图以人为的和不正当的方式提高他们的竞赛能力。在此，特别提请教练员和运动员们注意：上述“使用兴奋剂”的定义中既包括使用，也包括参与使用非法药物和方法。此外，国际奥委会在解释什么是“使用兴奋剂”时还明文规定：当需要进行医务治疗时，使用任何可因其性质、剂量或用法而人为地不正当提高运动员竞赛中的运动成绩的物质，也被看作是使用兴奋剂。

体育运动中禁止使用的各种物质和方法，由国际奥委会统一列出一份名单，定期修改并公布在《奥林匹克宪章》第48条医务条例中。因此，不论是有意还是无意地使用或参与使用了该名单中的禁用物质或方法，即为使用兴奋剂（Burke 2001）。

三、兴奋剂的种类

近年来兴奋剂品种不断增多，国际奥委会规定的禁用药物已达100余种。它分为六类：一是精神刺激剂，如麻黄素、可卡因、苯丙胺等；二是合成类固醇，如睾丸素（睾酮）、康复龙、大力补等；三是利尿剂，如速尿、利尿酸、安体舒通、丙磺舒等；四是麻醉止痛剂，如可待因、度冷丁、芬太尼等；五是β-受体阻断剂，如心得安、心得舒、心得怡等；六是肽类激素，如人生长激素、红细胞生成素、促性腺激素等（Commission 2001）。另外，在2002年初还在临床上出现了一种叫作HEMOPURE的物质，它是一种年初在南非和美国研制生产的新的输血替代品，能增强血中氧化物的运输，而不增加红细胞数量，因而不易被实验室查出，并有可能提高人体的氧运输能力。另外，有些运动员可能正在开始使用基因技术来提高运动成绩。

四、运动员为什么要使用兴奋剂

在所有的比赛场上，运动员使用兴奋剂都是出于本质上相同的原因，即希望靠兴奋剂来夺取比赛的胜利。现代竞技体育建立在进取、拓展和成就的基础之上。体育是一个可以测量和比赛人类所能达到的能力的舞台，奥林匹克理想把人类在体育运动中崇尚进取的愿望集中表述为“更快、更高、更强”。然而，在科学技术高速发展、训练水平和运动成绩突飞猛进的今天，要夺取体育比赛的胜利已经越来越难。

现代竞技体育有许多特征，其中之一便是其可测量性，所有的成绩都可以量化为秒、米、公斤和计分，运动员的比赛名次最终取决于其比赛成绩；竞技体育的另一个特征是其标准化。为了保证公平竞赛和运动成绩的可比性，各项目都必须在规则、规章和要求上建立标准，运动员必须遵守国内和国际比赛的规则。此外，还必须对参加比赛者有一定程度的纪律约束，运动员必须遵守国际公认的体育道德。因此，要想在竞争激烈的比赛中获胜，必须具备真正的实力。于是，有一些缺乏实力和自信、在现代高科技设备的精确测量结果和严格的比赛规则面前无法取胜的运动员，就想投机取巧，把获胜希望寄托在使用兴奋剂上。

从 20 世纪 50 年代起，一些国家就把使用兴奋剂作为一种“战略武器”，用于体育赛场上的“和平竞争”，以证明其政治制度的优越性。多年来，大众传播媒体的热心关注和庞大跨国公司的巨额投资赞助也加速了高水平竞技体育的商业化。在大型国际比赛中获胜，就可以一举成名并带来滚滚财源，这些无法抗拒的荣誉和物质的双重诱惑，也会使一些运动员不惜以牺牲健康为代价，冒险使用兴奋剂。

第二节　兴奋剂的种类和作用

一、刺激剂

刺激剂包括精神刺激剂、中枢神经刺激剂和拟交感神经胺剂。

（一）首先是作用于中枢神经系统的刺激剂，如苯丙胺和可卡因等。这类药物的主要作用是靠抑制身体的自然警报系统和减轻“过度用力”引起的疼痛感来增强自信心和进取心，增强耐力和力量，使人感觉不到疲劳。其他作用还包括增加心率、血压和能量代谢。

（二）另一类刺激剂主要作用于心血管和呼吸系统，如肾上腺素、麻黄素和咖啡因。其作用是增加心率、血压和肌肉血流量，扩张呼吸道、增加肺通气量。

（三）提高运动员训练和比赛中的注意力，提高运动的机敏性。

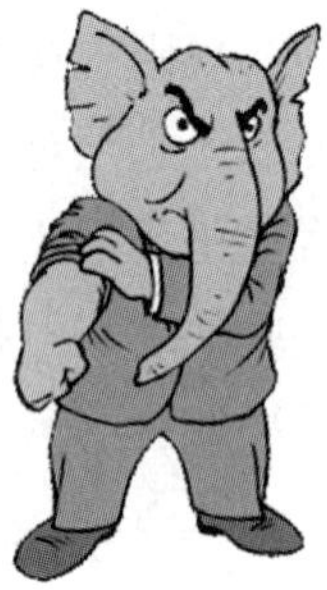

二、麻醉剂

常见的麻醉剂有吗啡、乙基吗啡、度冷丁和可待因等。这类药物主要是通过直接作用于中枢神经系统而抑制疼痛的产生。这类药物有些也有刺激作用，其他有镇静或抑制作用。

三、蛋白同化制剂（合成类固醇）

所有的合成雄性激素类固醇都有与睾酮相似的化学结构。这类药物常见的有：大力补、双氢睾酮、诺龙、克仑特罗（Clenbuterol）、沙丁胺醇（Salbutamol）等，这类药物的常见作用有：

＊ 增加肌肉体积和力量，并具有主动或被动减体重时保持肌肉体积的作用，

还具有雄性激素的作用。

* 使攻击性行为增强、稳定训练强度。

* 可加快训练后的恢复，有助于增加训练强度和延长训练时间。但是，如果不同时进行系统的力量训练，服用这类药物就没有增长肌肉的作用。

* 使有氧能力增强。最大吸氧量增加、肌肉氧含量增加、氧储备增加。

最近出现了一种新的合成类固醇，有关药物专家在对这种名为 Tetrahydrogestrinone（THG）的类固醇的化学成分和作用进行检测分析后做出了如下公告：THG 是一种特别研制的合成类固醇，由于化学家已对其做了手脚，使得通过常规药物检测检查不出来。不久前，一位教练将一支留存有 THG 的注射器寄给了美国反兴奋剂局（USADA），这才帮助 USADA 研究出了检测这种药物的方法。

四、利尿剂

常见的利尿剂有：速尿、利尿酸、安体舒通等。

（一）在那些按体重分级别进行比赛的项目中，运动员量体重前使用利尿剂可以快速减体重。

（二）在兴奋剂检查时利用它冲淡尿液以遮蔽尿中的违禁物质。

五、β－受体阻滞剂

常见的有：心得安、心得舒、心得宁等。

（一）这类药物可降低心率，减少心肌耗氧量，增加稳定性。

（二）使肌肉放松，减轻比赛前的紧张和焦虑，有时还用于帮助休息和睡眠。

六、肽和糖蛋白激素及类似物

常见的有：促性腺激素、人生长激素、红细胞生成素等。

（一）绒毛膜促性腺激素（hCG）被用于刺激睾丸中睾丸激素的形成。

（二）促肾上腺皮质激素（ACTH）具有刺激肾上腺皮质的作用，可使其产生更多的皮质醇。皮质醇及合成类似物可减轻肌腱和关节的炎症，具有止痛和消炎的作用。

（三）人体生长激素（hGH）

1. 促进生长作用：促进骨、软骨、肌肉以及其他组织细胞分裂增殖，蛋白质合成增加。

2. 促进代谢作用：使代谢维持“年轻”状态，蛋白质与体液丰富而脂肪少。

3. 促进人在儿童期和青少年期骨的生长。

七、血液回输（血液兴奋剂）

比赛前几天通过输血增高红细胞水平，可在一定程度上提高长时间耐久力项目的运动成绩。使用血液兴奋剂有两种途径，一是自身血液回输，二是异体输血。自身血液回输是在重大比赛前的一段时间（如一年）将自身的血液抽出并保存在血库中，在赛前将有效成分过滤出来进行回输；异体回输是使用他人的血液进行上述过程。

第三节　兴奋剂对人体的危害

兴奋剂确实可以帮助运动员提高运动成绩甚至获得奖牌，但危害极大。如合成类固醇长期应用会影响生殖能力、出现第二性征改变、肝肾损害、还会诱发高血压、冠心病、心肌梗死与脑动脉硬化和脑血管破裂，以及引起肝癌等疾患。所以要充分认识兴奋剂的危害。

一、刺激剂对人体的危害

（一）疲劳感消失，导致体能耗竭而引起严重后果。

（二）使血管收缩从而导致机体散热机能下降，引起体温过高。

（三）在进行高强度运动时服用大剂量的刺激剂，可导致由极度兴奋转为深度抑制、呼吸和循环衰竭，甚至引起心脏衰竭而造成死亡。

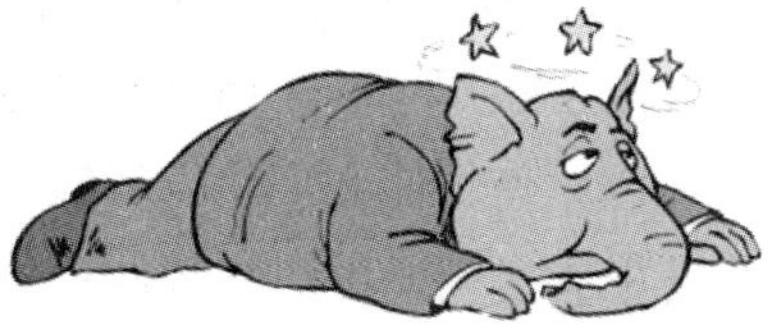

（四）对中枢神经系统的危害引起的副作用包括焦虑、烦躁、神经紧张、易怒和失眠。

（五）有些刺激剂还会引起性格改变，使人表现出攻击性和暴力行为，或出现注意力难以集中、阅读困难等现象，有时还会引发妄想症和精神病。

（六）促进葡萄糖、糖原、脂肪分解代谢加强，从而加快疲劳产生。

（七）应特别指出的是，使用可卡因和苯丙胺还会产生依赖性和耐药性。

二、麻醉剂对人体的危害

（一）运动员使用麻醉剂会成瘾，可引起严重的性格改变。

（二）可使人变得冷漠、精神恍惚，出现恶心和低血压等。

（三）超剂量服用麻醉剂可造成生命危险。

三、蛋白同化类激素对人体的危害

（一）这类药物早期需要在肝脏进行代谢，可导致肝脏损害：使肝脏的解毒功能下降、出现黄疸、紫癜，甚至引起肝脏肿瘤。

（二）这类激素会导致血压升高、血糖降低、高密度脂蛋白减少，增加冠心病的发病率。

（三）女性长期服用因改变了体内的激素平衡会出现一系列身体变化。例如，面部汗毛和体毛增生、痤疮、嗓音低沉、脱发、乳房扁平、阴蒂肥大和月经不调，雌激素减少、孕激素减少、卵泡素少、第二性征改变——出现男性化体征、生育能力降低。

（四）男性长期服用也会导致内分泌系统改变。如出现丘疹、前列腺增生、睾丸疼痛、精液过少、秃顶、精子数减少，质量下降、睾丸体积减小、促性腺激素减少、骨骺愈合提前、出现乳房增大等女性化表现。如果儿童或青少年运动员服用了这类药物，会使身高停止增长。

（五）服用这类药物肌肉弹性差、僵硬，容易拉伤。

（六）使机体免疫功能降低。

（七）滥用此类药物者性格变化极大，可导致心理与行为异常。大剂量服用常会出现易怒、暴力倾向等狂躁症行为，以及神经系统障碍和失眠。少数人会出现幻觉，许多人患妄想狂和精神病。

四、利尿剂对人体的危害

（一）大剂量和长期使用利尿剂可使尿中的盐和电解质过度流失，破坏体内的电解质平衡。

（二）因体液流失导致大幅度减体重，可引起肌肉痉挛。

（三）严重者还有可能因导致心律不齐或心脏衰竭而危及生命。据国外媒体报道，国际健美比赛中曾发生运动员因大剂量服用利尿剂而死亡的惨痛事件。

五、β－受体阻滞剂对人体的危害

可以诱发心力衰竭、肺水肿、支气管痉挛。

六、肽和糖蛋白激素及类似物对人体的危害

（一）肽激素（hCG 和 hGH）

肽激素是几年前才由人和动物（猴、牛）的生物物质（尿、垂体）制成，具有传染疾病的危险。

1. 使用人体生长激素将会带来感染致命疾病（如艾滋病）的高度风险，迄今已有因使用生长激素而感染脑病毒致死的记载。

2. 抑制糖的消耗，具有升糖作用。GH 分泌过多将引起血糖升高，可出现尿糖。

3. 过量使用生长激素可降低胰岛素敏感度，引起不耐葡萄糖。据国外报道，80%的生长激素使用者患了糖尿病，需要胰岛素治疗。

4. 其他副作用包括月经紊乱、性欲减退和阳痿等。

（二）促红细胞生成素（EPO）

1. 由于额外增加了血液中的红细胞数量比，可使血流明显减慢，引发高血压、脑病发作，造成组织缺氧、凝血加快。

2. 导致静脉血栓、肺栓塞或中风。

七、血液回输（血液兴奋剂）对人体的危害

输血使人体内的血量突然增加，会引起血压升高，加重心脏负担，造成超负荷，出现心力衰竭或代谢性休克。如果输入他人的血，有出现过敏反应或因血型不合引起急性溶血反应，以及感染病毒性肝炎和艾滋病的危险。

第四节　禁止使用的方法及限制使用的药品

一、禁止使用的方法

在运动实践中要注意，除了上述种类的兴奋剂之外，还有几种方法也是禁止使用的，禁止使用的方法分为两类：

（一）血液兴奋剂

研究表明，比赛前几天通过输血增高红细胞水平，可在一定程度上提高长时间耐力项目的运动成绩。使用血液兴奋剂有两种途径，一是自身血液回输，二是异体输血。无论采用哪种输血方法，都有难以避免的损害健康的危险。

（二）药物的、化学的和物理的篡改方法

非法使用兴奋剂的运动员总是千方百计地寻找和关注一些新的药物和方法，也就是一些具有遮蔽作用、能改变尿样的完整性和确实性，使原本应为阳性的尿检结果改变为阴性的物质和方法。例如，替换尿样或使用丙磺舒及其相关化合物来抑制肾脏的分泌，以及使用表睾或布罗曼坦来改变睾酮和表睾的测量值等篡改尿样的方法。

国际奥委会规定：无论使用禁用物质或方法成功还是失败，只要是使用了或企图使用上述的禁用物质或方法，就是不折不扣的违禁行为。

二、受一定限制的药物共分为五类

（一）乙　醇

乙醇不正式禁用，但在某些项目的比赛中可能会进行乙醇检查，其结果可能导致制裁。

（二）大　麻

大麻不正式禁用，但在国际单项体育联合会和有关负责当局同意的情况下，可进行检查，其结果可能导致制裁。由于大麻属于毒品，其危害是显而易见的。

（三）局部麻醉剂

在某些规定的情况下允许使用注射用局部麻醉剂。由于有止痛作用，所以有时会掩盖伤情，结果耽误了治疗，反而加重了运动损伤。

（四）皮质类固醇

除某些特殊情况外，一般禁止使用。通常用于消除关节、肌腱和肌肉的炎症，也有止痛作用。

（五）β－阻断剂

在国际单项体育联合会和有关负责当局同意的情况下，可进行检查，其结果可能导致制裁。

第五节　如何在运动中避免误服兴奋剂

从国际奥委会对使用兴奋剂的定义里可以看到，体育运动中禁止使用的各种物质和方法，由国际奥委会统一列出一份名单，定期修改并公布在《奥林匹克宪章》第48条医务条例中。因此，不论是有意还是无意地使用或参与使用了该名单中的禁用物质或方法，即为使用兴奋剂。而一旦被确认使用了兴奋剂的运动员将会受到严厉处罚。我国对兴奋剂的态度是“严令禁止、严格检查、严肃处理”。2001年我国对一些服用兴奋剂的著名运动员给予了严肃处理，从中可以看出我国反兴奋剂的坚决态度。

一、注意治疗用药中可能含有的违禁成分

在一些治疗药物中会含有违禁成分，特别要注意的是用于治疗感冒、咳嗽的药物；治疗哮喘的药物、消炎类药物、泻药、镇静安眠类药物等。运动员吃药要严格、谨慎地控制，要经过教练和队医的批准。

二、注意一些营养补剂中含有的成分

德国的科隆兴奋剂检查中心在2000年10月—2001年11月对世界上13个国家生产的，声称不含有违禁药物的215种营养补剂的634个样品进行的检查发现，其中94个样品（占14.8%）含有成分表中没有说明的激素前体成分，另外有66个样品中含有无法确定的成分。在这94个阳性样品中，有23例（占24.5%）同时

含有诺龙和睾酮的前体、64 例（占 68.1%）含有睾酮前体、7 例（占 7.5%）含有诺龙的前体。从中可以看到，声称“安全”的营养补剂并非都安全（Baylis 2001；Kamber 2001）。

三、注意比赛期间的饮料饮用要慎重

包括你自己打开的，但是在没人看守的情况下放置了一段时间的饮料。

四、注意外伤后消炎药的使用

由于一些消炎药中含有激素类的抗炎物质，而这些物质是属于违禁物质，即使是在无意中使用，仍然要承担相应责任。

有关的一些详细内容可以从中国奥委会反兴奋剂委员会的官方网站查询：http：//www.cocadc.cn/chinese/cswd.php；有关对使用违禁药品或者方法运动员的处罚规定可以从国际反兴奋剂网的网址查到：www.wada－ama.org。

思考题

1. 什么是兴奋剂？
2. 什么是使用兴奋剂？
3. 兴奋剂的种类有哪些？
4. 什么是合成类固醇？
5. 什么是血液兴奋剂？
6. 为什么将利尿剂列为兴奋剂？
7. 运动员为什么要用 β－受体阻滞剂？
8. 刺激剂有哪几种类型？
9. 各类兴奋剂的主要作用和副作用是什么？
10. 能影响耐力项目运动成绩的兴奋剂有哪些？
11. 如何在运动中避免使用兴奋剂？

第七章
运动员控制体重的医学问题

有些运动项目，如体操与超长距离跑，由于技术动作、体形要求、运动中物质代谢及能量供给的需要，必须适当地控制体重；另一些运动项目，如拳击、举重、摔跤、自由搏击等，由于不同体重级别的要求，常需要在比赛前快速减重，以取得较好成绩。一般情况下，控制体重或减少体重，主要是减去多余的脂肪，使身体的脂肪含量适当，达到理想体重。正确地控制体重和减少体重，首先要了解体重的构成，即身体成分，然后与各项目优秀运动员的理想体重进行比较，借以参照，才能制订合理可行的控制体重、减少体重的方案。通过本章学习应了解：

* 什么是理想体重及身体成分。
* 运动员常用减体重措施及其可能带来的问题。
* 什么是神经性厌食及食欲过盛。
* 如何合理减体重和控体重。

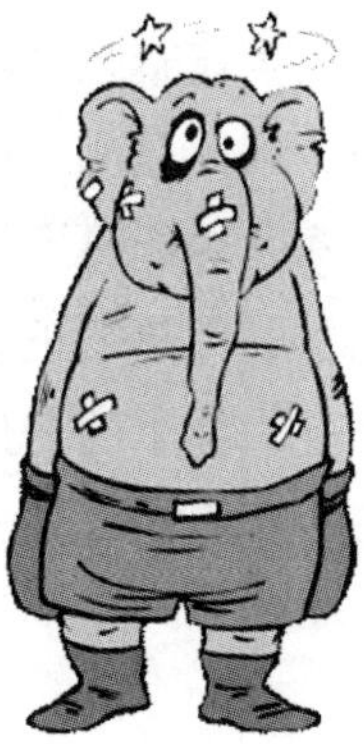

第一节　人体体重的组成和体重变化的基本原理

体重是反映人体横向生长及围、宽、厚度及重量的整体指标。它不仅能反映人体骨骼、肌肉、皮下脂肪及内脏器官的发育状况和人体充实度，而且可以间接地反映人体营养状况。

根据生理功能不同，常把体重分为脂肪重（体脂，BFW）和去脂体重（瘦体重，LBW），身体成分通常用体脂百分数来表示。

体重 = 瘦体重（LBM）+脂肪体重（BF）。

体脂肪% = 脂肪体重/总体重 ×100

瘦体重 = 总体重 - 体脂% ×体重

瘦体重包括肌肉、皮肤、骨骼、器官、体液及其他非脂肪组织。

对身体成分进行检查，是科学控制体重的前提。因为体重大的人不一定都需要减肥。合理的身体成分不仅使人体形健美，而且与人体健康密切相关。

有资料报道，瘦体重（LBM）与体力、有氧能力及最大吸氧量呈正相关。运动员为比赛减轻体重的理想方法是尽可能减去多余的脂肪而保留瘦体重及糖原贮备，因此监测运动员减轻和控制体重期的体成分十分必要。影响体重的两个基本要素是热能摄入量与消耗量，即热能平衡。当热能摄入量大于消耗量时，则体重增加，即热能正平衡；而热能摄入量小于消耗量时，则体重减轻，即热能负平衡。因此，体重的变化必须通过变化热能平衡的措施来实现体重的减轻或增加。儿童青少年运动员处于生长发育阶段，其热能摄入量应大于消耗量。

第二节 运动员身体成分特点及适宜体重

一、体重的正常值

一个人的身体成分可以通过体重指数、体脂百分比及体重等指标进行描述。

（一） 体重指数 （BMI）

体重指数 = 实际体重（公斤）/身高（米）^{2}

此种方法确定的人的标准体重为 BMI = 22

BMI < 20 公斤/平方米为偏瘦

20 ~ 24.9 公斤/平方米为正常体重

25 ~ 29.9 公斤/平方米为一级偏胖

30 ~ 40 公斤/平方米为二级肥胖

\> 40 公斤/平方米为三级肥胖（病态肥胖）

（二） 体脂百分比

体脂百分比多通过皮褶厚度测量来评定。一般认为，男子不应超过 25%；女子不应超过 30%（表 7 – 1）。评价方法如下。

表 7 – 1 体脂百分数的健康标准

分级	男（%）	女（%）
必要的脂肪含量	5	8
脂肪百分比健康范围	10 ~ 25	18 ~ 30
脂肪百分比最佳范围	12 ~ 18	16 ~ 25
肥胖	> 25	> 30

国内常用计算公式：

体脂百分比 =（457/身体密度）－414.2

体脂百分比 =（495/身体密度）－450

身体密度（男子）=1.0913－0.00116X#

身体密度（女子）=1.0897－0.00133X#

#X = 肩胛下角处皮褶厚度 + 肱三头肌处皮褶厚度

体重指数法是一种简便易行的方法，可以应用于广大人群调查；皮褶厚度法也是一种简便的方法，其准确性高于前者。

（三）理想体重计算方法

理想体重是由多方面因素决定的。一般需要考虑如下因素，如健康、审美，运动能力等。

最早的理想体重是由美国人约翰逊提出的，男子的理想体脂百分比为 14%；女子的理想体脂百分比为 20%。由此而得出了普通人理想体重的计算公式。

* 理想体重 = 体重 －（实际脂肪百分比 －0.14 或 0.20 × 体重）

理想体重还可以根据瘦体重（LBW）来计算。计算公式如下：

* 理想体重 = 瘦体重/0.86（男）或 0.80（女）

美国学者朗博建议可通过确定"理想"的体脂百分比方法确定"理想"的体重，而"理想"体脂也是通过对优秀运动员测试或反复观察而取得的。其计算公式如下：

*"理想"的体重 = 100 × 瘦体重（公斤）/（100 －"理想"的体脂%）

例如，90 公斤重的运动员，瘦体重为 72 公斤，其理想体脂为 13%，当时测量实际体脂为 20%，代入公式为 100 ×72/（100 －13）=82.8 公斤，也就是说，体重为 90 公斤的运动员，应减去 7.2 公斤，他的"理想"体重为 82.8 公斤。

正常男、女青年、成人的平均体脂分别是 14% ~16% 或 20% ~22%。经常参加体育运动，可使瘦体重（主要指肌肉组织）增加，体脂肪减少。训练水平和运动项目不同其成分也各异。例如，优秀的女子体操运动员经常追求 10% 以下的体脂，而男摔跤运动员则希望把体脂控制在 5% ~7% 水平以下。

陈吉棣等报告优秀女子体操运动员的体脂为 9.80% ±0.08%，显著低于省市体操运动员 10.54% ±0.22% 的水平。郑四勤等报道体育院校学生的体脂百分比显著低于一般大学生，分别是 9.83% ±2.7% 和 11.76% ±3.8%。由此可见，运动员的体重成分中，瘦体重的百分比高，脂肪百分比低。不同运动项目中马拉松、长跑、体操、跳高的体脂百分比低，为 1.4% ~9.9%（男），8.4% ~16.8%（女）；短跑、足球、游泳、划船、垒球等其次，在 8.2% ~ 15.4%（男），12.4% ~ 16.6%（女）；而投掷运动员的体脂相对较高，男、女分别为 29.4% ~30.9% 和 27.0% ~33.8%。运动员在外伤或停训情况下，体脂增加，瘦体重（肌肉）成分减少。

运动员的适宜体重常较难确立，往往是通过对优秀运动员体重和体成分的观察得来的，即是从经验取得的。有人提出所谓最佳体重的设想是：最好成绩时的体重；获得最大力量、速度和耐力时的体重；获得最佳能力时最小体脂百分比时的体重。

我国曾有人根据国际比赛中前八名运动员身高和体重关系来确定适宜体重，采用身高（厘米）－体重（公斤）>110 时的体重为“适宜”体重。“适宜”体重的判断必须考虑体脂的水平。有时运动员体重比同年龄正常人高，但体脂水平低，这与肌肉等瘦体重成分高有关。而肌肉百分比与运动员的肌力和力量呈正比，因此，当体重增加是由于肌肉增长所致，则无必要减体重，但体重超重、脂肪百分比高时应注意控制体重。表 7－2、表 7－3 为成人体脂分级标准，供参考。

表 7－2　男女成人体脂分级标准（18 ~30 岁）

体脂水平分数	男（%）	女（%）
极好状态	6 ~ 10	10 ~ 15
良好	11 ~ 14	16 ~ 19
可接受	15 ~ 17	20 ~ 24
脂肪过多	18 ~ 19	25 ~ 29
肥胖	>20	>30

表7-3 各种身体状态下的体脂百分比

身体状态	男	女
必须脂肪酸	0~5	0~8
最少脂肪量	5	15
运动员	5~13	12~22
最佳健康状态	10~25	18~30
最佳体力状态	12~18	16~25
肥胖	>25	>30

引自《体育测量与评价》

二、需要减重的项目及分类

有不少运动员，虽然体重和体成分符合正常标准，但为了提高竞技能力，需在比赛前快速减轻体重，或在长期训练过程中，将体重和体脂控制在较低水平。

这些需要减轻或控制体重的运动员基本上可归纳为两大类：

（一）举重、摔跤、拳击、柔道以及其他按不同体重级别进行比赛的项目。这类项目的运动员在比赛前常采取传统的减体重措施（如饥饿、半饥饿、发汗、加大运动量等）进行减重，其中年龄小、体重轻的运动员所减轻的体重数值占其原有体重的百分数更大。多数教练员认为平时训练时以较重的或正常体重进行，到比赛前快速减轻体重，参加低于其本人正常体重级别的比赛更有利，但此观点尚缺少科学数据的支持。笔者认为，要实现减体重目标，必须满足以下条件：减重的目标要切合实际；减轻体重后的体重要与所需要的目标体重一致；减体重速率要合理；减体重期膳食营养要合理，才能取得预期效果。快速减体重的措施如饥饿、部分饥饿、发汗、限制水分、加大运动量、甚至采用利尿药或泻药等，即使是短期的，都会损害健康和运动能力。

（二）体操、跳水、芭蕾舞、花样滑冰、长跑等运动员经常长期控制体重或间歇地减轻体重。这样做的目的是：在需要举起或移动身体的运动中，较小的体重具有生物力学的有利因素；期望获得单位体重的最大肌肉力量比；减少运动中耗氧量和能量的消耗；保持体形修长。

控制体重，特别是将体脂百分比控制在较低的水平可取得好成绩。合理减重应当以不影响运动能力为原则，不适当地减重不仅会损害健康，还会使运动能力下降。需要长期控制体重时，必须采取科学有效的措施，才能实现，若有不当，会损害健康和运动能力。

减轻或控制体重要解决两个问题，一是找出“理想的”比赛体重，决定理想的比赛体重有一定的难度，但一旦确立理想的体重和体成分，对于现体重是否需要减轻，减轻多少具有指导意义；另外需要考虑的一个重要问题是如何减体重。

第三节 运动员常用的减体重措施及其医学问题

一、运动员减体重的措施

运动员减体重需从两个方面采取措施，一是限制进食量（限制部分饮食或半饥饿或全饥饿），及水分摄取（部分或全部限制）和水分排出（包括穿不透气的尼龙服运动来达到大量出汗、服用利尿剂以大量排尿来减少体内水分，甚至服用泻药）；二是增加消耗量，常采用增加运动量的措施。

由于运动项目及习惯的不同，具有代表性的减体重措施大致为以下三类：

（一）在举重竞赛中，运动员只进行一次性比赛。有不少教练员认为，在训练期内应当以正常的体重训练，不宜在训练期内减轻体重，以保证运动员的训练强度和量，习惯于在赛前的1～3天进行快速减轻体重，采用的主要方法是限制饮食、限制饮水，并结合发汗和服用利尿药等措施。

（二）摔跤比赛要进行几天。如运动员在第一局或第二局获胜，还要进行决赛，因此需要在几天之内维持低于其正常时的“低”体重，并往往在脱水状态下进行比赛，难度较大。运动员常在1～1.5个月前开始限制饮食和水分摄入量，并间歇服利尿剂，但是需要减掉的大部分体重也是在赛前的最后几天内减掉的，体重减轻量可为原体重的3% ~20%。

（三）女子体操、跳水运动员或舞蹈演员主要借长期服用低热能膳食控制体重，但她们有时也间歇采用脱水措施，少数运动员还采用服利尿剂、泻药、催吐或食欲抑制剂以期达到“不切实际”的低体重目标。

二、快速减体重的医学问题

快速减重指在赛前1 ~3 天内将体重减少到预定目标的减重方式，如举重、摔跤、自由搏击等项目运动员的赛前减重。

快速减重主要是通过发汗或利尿减去体内的水分来实现，如利用高温（蒸汽浴、干热浴）、运动、发汗剂等使之排汗；利用利尿剂使其排尿，同时限制饮食、饮水使体重迅速减轻。研究表明，快速减重可迅速减去原有体重的3% ~10%，甚至20%（在一周之内）。快速减重可对机体造成一系列的影响。

（一）脱　水

脱水是快速减体重最早出现的医学问题。减轻体重可使体内的水分、脂肪和蛋白质等成分丢失。减体重速度越快，体内水分的损失量越多。当饮食的控制量不变，摄入水分量减少会增加体内水分的丢失量，此时，人体的构成成分会发生改变；使用高温或运动脱水，体内水分丢失更加严重，因为体内电解质随排汗而损失。脱水早期，血容量减少。有资料报道，当人体体重减轻3% ~8%时，血浆容量可减少6% ~25%。根据考斯特报告，肌细胞内水分含量随肌糖原水平的降低而减少，体重每减少1%，肌肉内水分会减少1.2%。据举重运动员减体重期血红蛋白及红细胞压积容量水平估算，当体重减少5% ±1%时，血容量丢失约10%。高温或运动发汗脱水也会明显地使血浆量、总血量及分布到活跃的肌肉组织的水分及营养减少。运动员在脱水情况下表现口唇干裂、眼窝塌陷、皮肤弹性减低及容易激惹。

（二）心脏血管系统负荷增加

体液损失会导致心输出量、每搏量、耗氧量减少，亚极限运动负荷时心率增加及心功能减低。对举重运动员的研究结果表明，快速减轻体重可使运动员的收缩血压减低、脉搏加快、脉压差缩小、部分运动员心电图改变（包括ST段轻度下降、PR及QT间期延长），这些变化均由于脱水引起的血容量减少所致。

（三）肾负荷加重

脱水会导致肾血流量及肾小球滤过率的减少，并伴有尿电解质的改变（包括尿钾释放增加、尿钠减少及钾、钠浓度差的增加）以及循环中亮氨酸氨基肽酶水平增加。有研究资料报道，运动员在快速减体重时，尿量可骤然减少至正常尿量的1/2或更少。与正常不减体重情况对比，摔跤运动员在减体重期的尿具有比重大、克分子渗透压浓度高、PH低、钠浓度减低，钾浓度增高等特征；比赛后，尿成分的变化有所恢复。快速减体重期，尿液的变化提示饥饿、限制水分及氧利用率的减低可能与脱水引起的肾缺血有关；这些一时性的改变是否会引起永久性的损害，尚不得知，到目前为止，尚未发现高血压病发病率增高的情况。

（四）体蛋白质与无机盐丢失

有资料报道，人体饥饿期每日蛋白质的丢失量为60克。对举重运动员氮平衡的研究表明，快速减体重蛋白质丢失量为30～55克/日，此时运动员的血清白蛋白水平减低，球蛋白的相对百分数增加，白蛋白/球蛋白比值下降。采用低热量饮食减体重，除了热能和蛋白质短缺外，无机盐和维生素的摄入量也明显减少，约为正常膳食的1/3或更少，但无机盐仍继续排出，尤其是钾盐的排出量较多。正常饮食时，运动员的尿钾排出量平均为1.87±0.27克/日，而限制饮食后的排出量仍在1.36±0.27克/日，提示减体重期有必要补充少量钾盐。比较钠、钙、镁等摄入量和排出量，均表明无机盐确有丢失。

（五）体温调节过程受到损害

减体重引起体液的丢失大部分来自血浆及细胞内液。脱水给人体的冷却系统带来问题。血容量减少时使肌肉到皮肤或呼吸系统的热环境运动时体温很容易升高。有资料报道，每当体重减轻1%，肛门温度会升高0.17～0.28摄氏度。

（六） 肌肉和肝糖原贮备耗损

玛明在1980年曾报告当体重减轻量为原体重的8%时，肌糖原量减少48%。在快速减体重第1~2天，由于糖原贮备耗损、蛋白质和脂肪的分解以及无机盐丢失的联合效应，可出现低血糖及酮症。

（七） 对运动能力的影响

部分饥饿及脱水措施减体重是否会造成对运动能力的不良影响，多年来意见一直有分歧。有资料报道，当体重的减轻量为3%时，就会影响运动能力，如在亚极限强度运动，可出现心率加快、心输出量及心搏量减少等改变，并分析可能与心脏收缩力减低有关。极低热量的膳食可导致有氧运动耐力、速度、协调、判断和肌肉力量降低，但快速减体重对无氧能力的影响存在不同的研究结果。减体重对有氧能力的影响取决于减体重的程度和持续时间。在对运动员减体重的研究中，观察到快速减体重期内的运动员多数有脱水体征：如口干、眩晕、不安、容易激惹和压抑感等。这说明，快速减体重可引起一系列的效应，对运动员的健康和运动能力有一定的影响。需要强调的是，快速减体重必定会造成脱水，在比赛当日称体重后，到比赛前短短几小时内补液，不能获得水平衡（即体内水复合）4~5小时内摄入液体在恢复血浆容量方面是无效的。不少的研究报道提出，最大的体重丢失量是每周减轻体重1公斤时，基本上不会影响到体液和糖原贮备。运动员应至少在赛前的2~3天（理想应为3~5天前）达到比赛体重。当需要减轻体重5公斤时，应重新考虑体重级别。

此外，还有学者观察到，减轻体重会影响运动员体内睾酮的水平。

总之，运动员不宜在赛前短时间内失去大量体重。

第四节　控制体重的医学问题

不少体操教练员认为，“小”体重或“低”身高是取得良好运动成绩所不可缺少的条件之一，但在控体重时首先遇到的问题是“什么是适宜的体重标准”。不少教练员主要凭经验来掌握运动员的饮食和体重，有些人采用了第 20 届奥运会中女子体操前 18 名身高和体重的数据显示，即身高（厘米）－体重（公斤）>110，如果身高减体重的数小于 110，就让运动员减体重。目前研究公认，瘦体重与运动能力呈正相关。据 1983 年在中国上海举行的全国体操比赛调研数据：优秀运动员体脂的百分比为 10%左右，一般运动员为 12%左右。分析运动员体成分与运动成绩的关系：见到当运动员体脂百分比水平相似时，运动成绩优秀者的体重、瘦体重/身高（CM）－体重（公斤）数均高于成绩较差者。因此，过分强调体操运动员“小”体重及“低”身高是良好成绩的必备条件的观点并不全面。至于运动员的“适宜”体重标准，尚需做进一步的研究。

一、过度控制饮食造成的不良影响

（一）生长发育延缓

女子体操运动员的身高和体重显著小于同年龄的城市青少年学生。分析此种情况与选材时偏向于选择“矮、小、瘦”的运动员及入队后控制体重两种因素有关。进行系统的体能训练和控制饮食对生长发育长远的影响尚有待追踪研究。

（二）月经紊乱

对进行控制体重的 24 名女子体操集训队运动员月经来潮情况调查表明，运动员中月经自然来潮的年龄为 15.6 ±1.58 岁；由于月经初潮延迟，经过服药治疗来潮的年龄为 17.8 ±0.57 岁。24 人中 15 岁以后来潮的有 14 人，比城市非训练的学生晚1~1.5年，这与大运动量训练和控制体重双重影响有关。但近期资料提出运动应激是造成运动员月经不正常的主要因素，而不是能量缺乏，有待进一步探讨。

（三）营养不良

对控制体重运动员进行营养调查的结果表明，运动员采用的控制饮食措施，造成热能短缺，蛋白质及无机盐营养不足（部分运动员处于蛋白质及钾、钙、镁等无机盐负平衡），血红蛋白水平低，维生素和微量元素缺乏。

（四）精神负担及压力

长期采用低热能膳食及脱水措施使运动员处于一种精神应激状态。运动员感到饥饿和口渴，难以坚持；由于考虑到控制体重是“事业的需要”，一般都能自觉地限制饮食及饮水，并可造成一种“自觉”对食物及肥胖的病理性厌恶，甚至可发展成为“神经性厌食”的情况。

（五）便　秘

由于食物及液体摄入量过少，使胃肠道缺少应有的正常刺激造成便秘。

（六）自我感觉无力

此感觉与长期控体重所致的综合影响有关。

（七）对运动能力的影响

取决于运动员限制饮食的程度，减体重是否造成瘦体重丢失、脱水和营养缺乏等情况。

（八）其　他

长期采用限制饮食措施控制体重还会造成运动员骨密度减低和钙丢失，此问题已引起广泛关注。

二、致病性地控体重行为及其对健康的影响

（一）什么是运动员的致病性的控体重行为

运动员中有一个希望通过保持低体重来改进竞技能力的群体，如体操、花样滑冰和摔跤运动员等，其体重和体脂必须控制在较低的水平（或低于正常的水平）。在采用限制饮食量，控制体重遇到困难的情况下，常求助于服用泻药、节食片剂（食欲抑制剂）或利尿剂等措施来控制体重或减轻体重。如果每天都使用上述的一种或多种措施，持续一个月，即称为采用“致病性的控制体重行为”。采用此种行为，必然会引起进食紊乱，甚或发展为神经性厌食和神经性食欲过剩（Anorexia Nervosa and Anorexia Bulimia）综合征。此种致病性的进食紊乱情况多见于应保持低体重，压力大的女子体操和花样滑冰运动员，但也可发生于女子竞技游泳运动员及女大学生等人群。据美国奥委会 1987 年资料报道，运动员中进食紊乱的有 10%；据博根和库宾报告，在大学中参加芭蕾舞、健美和体操者中有进食紊乱趋势的占 20%；另有报道，提出女大学生运动员中有 32% 的人至少采用一种致病性的控体重行为。有好几个报告提出，在女子舞蹈者中厌食和食欲过剩的发生率在增加。埃瓦尔观察到，有 33% 的女大学生舞蹈者为患有神经性厌食症的重点对象。另有报告提出，女子体操运动员采用致病性控体重行为的人数高达 74%。但她们不了解这一行为可造成营养缺乏、低血糖、低血钾和力量、速度、耐力及协调力以及脑功能（包括易受刺激、精神不能集中、抑郁、离群）等损害，结果可导致严重的外伤和危及生命的生理功能不全。运动员采用致病性的控体重行为，在国外已引起了高度重视，国内对这方面的工作也已开始关注，但还有待进一步深入研究。

（二）致病性控制体重行为的早期表现和识别

1. 运动员常自我感觉体重超重，但实际体重在平均值以下。
2. 运动员重复表达“失体重”的益处。
3. 运动员的体重变化波动大，体重与摄取食物量不一致（有私下进食情况）。

4. 有呕吐表现（眼结膜充血，发现有呕吐物等）。

5. 无其他医学原因的轻度头痛或不平衡表现。

6. 有使用食欲抑制手段的证据，如短时间内容易激动，伴有冷漠、嗜睡及心情抑郁等。

7. 主诉“肿”或水存留而找不到其他医学方面的原因，如月经前水肿。

8. 发现过量的泻药或泻药包装物和腹泻症状。

9. 无目的地进行过量体力活动（活动量不在训练计划之内）。

10. 有饮食紊乱情况，有体力表现方面的变化，或有营养不良的表现（如口角溃疡、消瘦、脱发等）。

（三）对发生致病性控体重行为应采取的措施

1. 识别运动员中饮食行为异常的人群，关心他们并向专家和医生咨询提供解决办法。

2. 向教练员、队医和运动员普及运动营养知识，明确其重要意义，使他们了解有关合理控制体重的技术和致病性控制体重行为对健康和竞赛能力危害的知识。

3. 诊断由致病性控体重行为引起的症状，采取必要地防治措施。

4. 关心并监测致病性控体重行为的再发生。

第五节　神经性厌食和食欲过盛

神经性厌食是一种自我强迫性饥饿的综合征。发生于舞蹈演员、女子体操运动员等人群。他们因期望职业的成就和保持纤细苗条的体形，过度注意体重，采用控制饮食的措施降低体重，并错误地认为自己的体重超重或过胖，恐惧体重失控，拒绝或不愿正常进食。神经性厌食的病因目前尚不完全清楚，可能与复杂的生物学、心理学和社会文化因素的相互作用有关。由于其带来严重的并发症，可严重影响到全身各系统（如肌肉骨骼、神经、心血管等）的功能，因此早期识别、诊断十分重要。

神经性食欲过盛或善饥饿发生于采用致病性的减体重行为，如反复使用泻剂、催吐等方法，发生饥饿或想吃某种食物的欲望增加，并发展成无法控制的大吃大喝。因此这时的运动员体重常波动，厌食与食欲过盛可交替循环，运动员会产生抑郁感，自尊心受损害。

一、神经性厌食的早期体征

神经性厌食的早期常无特异表现，下列几种症状在几周时间内同时出现，应引起教练员和运动员注意进食紊乱发生发展的可能性：

* 回避进食；

* 在进食时常表示已经吃过一些食物；

* 逐渐限制食物类型；

* 提出不需要吃某些食物的理由；

* 饮食行为变化，包括把食物分割成较小的块，长时间咀嚼等；

* 快速吞食大量食物，食后很快离开公共场所或社交场合；

* 容易激动或抑制；

* 运动能力变得古怪无规律和不稳定。

二、神经性厌食的常见症状

神经性厌食一旦发生，常可见到下列症状：

* 有精神不正常的表现；

* 过度追求消瘦，恐惧变胖并失去对饮食的兴趣；

* 拒绝维持正常体重，对自己的体形不满；

* 自我有高度期望，但对自己的生活感到无能为力；

* 具有困扰－强迫性的性格特征；

* 行为特征：限制食物摄入量和不正常的饮食行为，过度运动及/或贪食，吐、滥用泻药或利尿剂以及隔绝社交活动等。

三、神经性厌食症的诊断

（一）厌食者体重损失量至少应达到原体重的 25%。拒绝维持其与身高和年龄相应的正常体重低限，尽量保持其体重在最小目标体重 15% 以下。

（二）对饮食持有厌烦的态度，不顾及或惧怕饥饿、不听劝告，不正视营养不足会致病的事实。

（三）公开表明拒食和丢失体重是一种乐趣。

（四）期望保持极瘦的体形，即使体重已低，仍恐惧变胖。

（五）秘密贮存食品。

（六）无厌食或体重丢失的医学原因。

（七）无可查的精神紊乱，尤其是情感性紊乱，精神分裂症，强迫观念与行为及恐惧性疾病。

（八）女性运动员闭经至少 3 个月。

对神经性厌食症患者处理的关键在于早期识别。较严重者应就医诊治。

四、神经食欲过剩症（贪食或善饥）的诊断

（一）贪食或大吃大喝，常在 2 小时内匆忙进食大量食物。

（二）在大吃大喝时常恐惧不能控制自己停止进食。

（三）经常采用自我催吐、泻药、饥饿或半饥饿措施以排除大吃时所获得的能量。

（四）3 个月内，至少每周有两次贪食、大吃大喝情况。

在预防运动员因减轻体重问题发生进食紊乱的措施中，避免引发因素极为重要。

1. 不要过于强调减体重对运动能力的影响。
2. 应强调全面和长期的平衡营养及控制体重对运动能力的恰当的作用。
3. 制订切合实际的减体重目标和合理的节食方法。
4. 任何情况下都不采用催吐或服泻药的行为。

5. 早期诊断，及时请临床医生、营养学专家和心理学家共同处理。

第六节 合理减重的原则及方法手段

根据研究报道，每减轻1公斤体重约需亏空热能29.3～33.5千焦耳（7000～8000千卡）。运动员在快速减体重时，所减轻的体重不可能仅仅是氧化脂肪的结果，而是体液和瘦体重组织随之丢失的总体结果。减体重速度越快，脱水的程度越严重，脱水会损伤运动员的健康和运动能力。因此，合理减体重措施的关键问题是减体重的速度和安全平衡的营养。

一、合理减重的原则

（一）减去的体重应是多余的脂肪和适量的水分，应尽可能地不影响瘦体重。

（二）减重对体力、运动能力的影响不大，保证营养，保证健康。

（三）减重应有一定限度。其具体要求如下。

1. 通过适当控制饮水减重。

2. 预测允许的减重量。

3. 可通过测定体成分确定减重量。根据体脂百分比（与该项目优秀运动员的体脂百分比进行比较）对可能允许的减重量（允许减去多余的体重）做出大约的估计。具体的参考值，如前所述。

4. 热能代谢负平衡要合理。按照消耗一公斤体脂约为8000千卡热量计算，根据热能负平衡的原理设计减重方案，适当减少热量摄入，同时增加热量消耗以此达到减去多余脂肪的目的。

5. 适度控制饮水。减重期间每日的饮水量可限制在500～600毫升的范围内（正常的饮水量约为1300毫升/日），不能过少。同时将食盐的摄入量减少至5～6克（正常为10克/日）。

减重每周不超过1公斤被认为是相对安全和合理的。如果体脂较多，每周减重也不应超过1.8～2公斤，且减重时不必控制饮水。减重期间要特别注意体成分的监测。

二、快速减重

（一）发汗法减重

发汗减重时应注意及时补充盐分（最好是复合盐片），减重期间要注意保暖，在过度疲劳的状态下，勿使用发汗法。常用的发汗法有桑拿浴和蒸汽浴。研究表明，一次桑拿可减轻体重0.5～1公斤，同时损失氯化钠3克。

（二）利尿法减重

利用利尿法减重危害较多，且利尿药物已被列入兴奋剂范围，禁止使用。

（三）饥饿法减重

利用饥饿法减重时要特别注意营养补充，采用综合措施快速减重，要对运动员的机能状况及体成分进行严格监督。在赛前一周内将体重减少1～3公斤，对体力的影响不明显。

三、减重期间的注意事项

（一）减重至少要在赛前1周开始。

减重的速度不宜过快，一般每周不超过1公斤。为了最大限度地减少体重成分中的脂肪含量，每周减体重的速度不可超过1.5～2公斤。减体重过快不仅会造成脱水和瘦体重丢失，而且减体重的效果也不明显。减体重期间应供给运动员安全的热能营养，每日热量的供给量至少应为6.2～10千焦耳/天（或者1500～2400千卡/天），具体可根据运动员的体重和运动量安排。

（二）避免零食。

（三）若饥饿感强烈，可临时提供100卡热量的食物，晚上睡前可适当增加水果。

（四）保证充足的睡眠。

（五）从健康意义上讲，运动员体脂的最低水平为5% ~7%（男）及6% ~10%（女），当体脂成分低于此水平时，不宜再减体重。

（六）禁止使用利尿剂或药物减体重，利尿剂已被国际奥委会列为禁用的兴奋剂范畴。

（七）减体重期运动员应摄取低热能但营养均衡的膳食。应供给充分的蛋白质、维生素和矿物质。减重期间，由于摄入的食物减少，这三种营养物质容易伴随其他营养物质而缺乏，必须予以补充。减重期间食物的基本要求是高蛋白、充足的维生素和矿物质、低脂肪和低糖。适当加强蛋白质营养，使其达到总热能的18 ±2%水平，或每公斤体重2G。食物中脂肪量可减为1.4克/公斤体重。保证充足的含无机盐、维生素和微量元素。

（八）必要时可采用一些专门为运动员研制的减体重期强化食品。运动员在补充强化食品后，脱水程度会显著减轻，可预防低血糖和酮症的发生，能使心血管系统负担减轻，通过氮平衡、无机盐平衡及尿维生素排出量检查，表明营养状况能获得明显改善。而且，运动员的体力能有所改善，肌肉抽搐的发生率也可降低。

第七节　运动员增加体重的措施

人体可以通过增加脂肪或肌肉组织使体重增加，但运动员增加体重的要求是增加肌肉而不是增加脂肪。

饮食量超过需要，多余的热量可以变为脂肪贮存，因此增加体内脂肪量比较容易；而增加体内肌肉重量必须通过一段时间内有一定强度的连续性的力量训练（足够量的、抗阻力性的、无氧性的力量训练），并且在对体力应激获得适应后才能使肌肉增长。肌肉增加靠蛋白质合成实现，因此要满足蛋白质的需要量，应达到总热量的10% ~15%，即1.5克/公斤体重。单纯通过多吃蛋白质或氨基酸对肌肉、肌力或体力能力的增加是无效的，多余的蛋白质会在体内变为脂肪，而且过多的蛋白质营养对健康和运动能力有害。高蛋白质饮食（包括大量的肉、奶、蛋）可能会增加中老年人患冠心病的危险。高蛋白质饮食后，摄取碳水化合物的食欲降低，从而影响适宜的糖原贮备，训练中潜力的发挥和体能也会降低，运动员会经常感到疲劳，呼出的气体和尿中有一种水果的气味。这是一种酮症的表现，意味着运动员摄取的碳水化合物过少。

运动员体重的增长率及肌肉增长的部位取决于训练的质量和数量，运动员的性别和体形，以及遗传因素。

运动员进行适当的力量训练时，一定要摄取充足的热量和全面营养的膳食，应比平时适当增加一些食量。定期监测体重和体脂（体脂可通过皮褶厚度或水下称重法），不宜过食，尤其当食物体积增加时，可引起胃肠道不适。因此，可食用一些浓缩食品或采用加餐措施。每周增长体重量一般不宜超过 1 公斤。实践中增长体重要求是单纯增加肌肉组织有一定困难，可能会有少量脂肪伴随肌肉增加，可在肌肉增长后再减去这些脂肪。限制脂肪体重过多增长的办法是控制体重增长的速度，每周不超过 1 公斤。

思考题

1. 什么是体重指数？什么是理想体重？
2. 运动员常用的减重措施有哪些？各有何优缺点？
3. 控体重可能造成哪些不良影响？
4. 什么是神经性厌食？其早期症状是什么？
5. 什么是食欲过盛？有何特点？
6. 合理减体重的原则是什么？
7. 减重期间的注意事项是什么？

第八章
运动性疲劳消除的常用手段

运动性疲劳是运动训练中经常遇到和必须面对的问题。运动训练必然产生运动性疲劳，二者是一对永恒的矛盾。运动员就是在这对矛盾中，在二者平衡—不平衡—平衡的循环往复中实现梦想的。运动性疲劳必须消除，运动训练才能得以推进，因此，如何消除疲劳就成了运动员和教练员要解决的首要问题。由于人体本身的复杂性，机体的疲劳机理到目前为止并未完全清楚，但是已经有了一些相关的理论和假说。通过本章学习可以了解到：

* 疲劳的概念和产生机理。
* 加速疲劳消除的途径。
* 消除疲劳的手段。

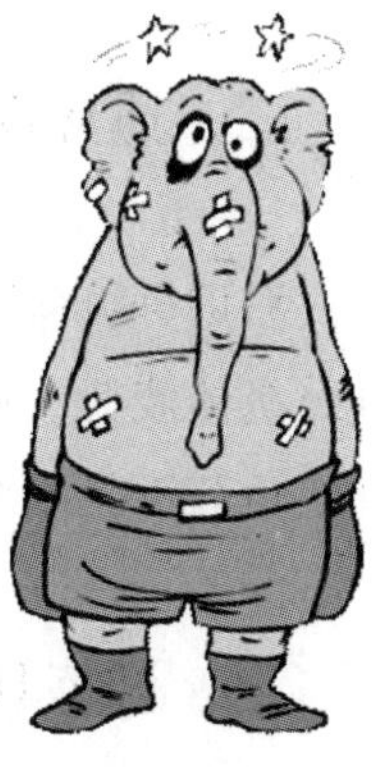

为了更好地探讨运动训练与疲劳的关系，首先必须了解运动训练的基本特征。

第一节 运动训练的基本特征

训练的目的是不断提高竞技能力。运动能力提高的本质是在科学训练的基础上，机体各组织器官的功能在新的水平上达到新的平衡，即训练—适应—再训练—再适应的过程，从而使体能和运动技能不断提高。

一、训练负荷必须逐渐增加

机体可以对比日常活动强度更大的负荷产生适应，但训练负荷必须逐渐增加，以便使机体适应并且避免运动性伤病（由过度负荷而造成的各系统的衰竭及劳损），教练员应不断调整训练负荷的类型、量和强度，以便使运动员的机体有机会恢复和超量恢复。在机体适应一定运动负荷后必须不断递增，否则训练将维持在一定水平，进一步地提高将是不可能的。

二、适应逐渐发生

对训练负荷的适应是在相当长的时期内逐渐发生的，这一过程的加速可能会导致机体疲劳、损伤或过度训练。当训练终止后许多适应性的变化会消退，相反，训练负荷不足则对机体的刺激不足，对机体的刺激不足就不会出现超量恢复。

三、训练具有特异性

训练的特异性是指，机体对隶属的不同训练类型有特异的适应性，如供能途径、酶系统、肌纤维类型和神经肌肉反应等。如力量训练对耐力没有什么影响，相反，耐力训练可激活有氧供能通路，而对速度和力量没有影响。因此，训练应包括各种成分（有氧、无氧、速度、力量、柔韧）。

四、训练具有消退性

为了获得和维持对运动的适应，经常的训练刺激是必需的。没有适当地、重复地训练，身体素质、运动技术都将维持在较低的水平，或退回到训练前的水平。

（一）调整和恢复

就体力活动而言，肌群对特殊训练刺激的适应约需三周，然后出现平台期。为了继续逐渐增加负荷，而又不出现损伤和过度训练的危险，必须调整训练和定期恢复。为了有充分的恢复，训练课的安排应大、小、中交替进行，为了预防过度疲劳或厌烦情绪，训练计划的内容也应多样化。

（二）个人反应

对同样的训练，每个运动员的反应不同。有许多改变运动员对训练反应的因素，如遗传、成熟度、营养、训练前的状况、环境、睡眠、休息、应激、疾病或损伤和自身的动员等，必须综合考虑。

第二节　运动性疲劳概述

1982 年第五届国际运动生物化学会议将疲劳定义为：“机体生理过程不能持续其机能在一特定水平上和/或不能维持预定的运动强度，即为疲劳。”

我国运动生理学教材中将疲劳定义为：“人体工作或运动到一定时候，组织器官甚至整个机体工作能力暂时降低的现象。”国际田径联合会主编的运动医学手册中将疲劳定义为：“机体不能维持原有的运动强度。”

由此可见，运动性疲劳有两个基本特点，一是疲劳是由运动引起的，而不是其他原因，如疾病、营养、环境等因素；二是疲劳是一种暂时的现象，经过休息、进食是可以恢复的。因而可以认为，疲劳是一种生理现象，疲劳是一种抑制，可以防止机体的进一步衰竭。

人为什么会产生疲劳这是个复杂的问题，涉及人体的各器官系统，是体育科学工作者一直关注的问题，至今许多问题尚未得到解决，主要有以下学说：

一、能源物质耗竭学说

据观察，肌肉活动到疲劳时，能源物质（如 ATP、CP 等）含量下降。因而认为，疲劳是由于这些物质耗竭而引起的，但也有人对此提出质疑，认为疲劳多发生在能源物质耗竭之前。

二、疲劳物质蓄积学说

有人发现肌肉或血液中的某些物质随着疲劳程度的加深而含量增加，如乳酸、丙酮酸、酮体增高，因而认为疲劳是疲劳物质蓄积造成的。

三、内环境失调学说

运动加剧了供氧与需氧的矛盾，由于人体在剧烈运动时供氧相对不足，能量物质氧化不全，乳酸、丙酮酸、H^+ 离子浓度增加，使体内的 PH 值下降。当体内 PH 值下降到一定水平，细胞内外的水分、离子浓度就会发生变化，人就不能继续从事一定强度的运动。此外，运动中大量出汗，体内的水分、盐分大量丢失，血浆渗透压升高，都会促进内环境失调的发展，因而促进了疲劳的发展。

四、中枢神经保护性抑制学说

不少学者认为，无论是体力的或是脑力的疲劳，均是大脑皮层保护性抑制的结果。运动疲劳时神经中枢（大脑）中 ATP、CP 水平明显降低，糖原含量减少，1970 年后陆续有人报道，在疲劳时大脑中的一种抑制性递质——γ-氨基丁酸水平升高。近年来在运动疲劳的研究中人们发现，在机体疲劳时，血液色氨酸和支链氨基酸（BCAA）浓度比值改变，影响脑中某些神经递质的前体（苯丙氨酸、骆氨酸和色氨酸）进入脑组织，色氨酸可转变为5－羟色胺，而5－羟色氨的浓度升高可激发倦怠、食欲不振、睡眠紊乱等疲劳症状。

五、突变理论

这种理论认为，疲劳时运动能力的衰退，其形如一条链，其中的一个或几个环节断裂就会导致运动能力的下降，即能量供应不足，兴奋和收缩偶联机制破坏，力量丧失等均可出现疲劳，以免机体出现衰竭。

六、神经内分泌失调学说

运动可引起机体的一系列变化，最明显的变化之一是垂体—肾上腺髓质、肾上腺皮质系统的肾上腺素、肾上腺皮质激素分泌增多，使体内的分解代谢过程加强。大量的研究证明，运动性疲劳时内分泌失调是导致运动能力下降的主要因素，而内分泌失调的主要表现是神经内分泌系统的机能下降，其结果使机体的机能水平下降，使运动的耐力水平下降，疲劳提前出现。

第三节　运动员疲劳消除的途径

加速机体恢复是采用大运动量训练的重要前提，因此研究加速身体恢复的措施，已成为当前的热门研究课题，其研究方法有许多种，本文主要介绍以下几种。

一、医学，生物学的恢复手段

目前主要是应用理疗恢复方法，如水浴、蒸汽浴、旋涡浴、按摩、紫外线照射、红外线照射等。

二、营养手段

在采用运动营养因素促进恢复时要注意以下问题：一是机体在承受不同负荷之后，缺什么补什么，而绝非吃得越多越好；二是人们都在试图寻找既能提高运动能力，又对身体无副作用的营养剂。

三、训练学、教育学手段

为了加速运动员在运动过程中及运动后的恢复，应根据负荷的性质，决定间歇的时间间隔与方式；在训练课中穿插和采用一些轻松愉快，富有节奏性的训练手段，有利于恢复。

四、心理恢复手段

心理恢复手段主要是利用自我暗示、放松训练、气功、生物反馈等手段进行自我恢复；还可利用运动员的业余爱好，丰富其文化生活来转移精神紧张。

五、活动性休息（或称积极性休息）

休息有两种方式，一是静止性休息，二是活动性休息。为了加速身体在疲劳以后的恢复，应当使用两种休息方式并将其结合好。不少运动员疲劳后只注意静止休息，而不了解活动性休息对加速恢复的意义，所以这里要特别介绍活动性休息的作用和机制。从能量代谢的角度来看，当运动至疲劳力尽后，如果恢复过程中能进行轻微活动，肌肉和血液中乳酸的消除比运动后静止性休息要快得多。根据巴甫洛夫高级神经活动学说，利用负诱导机制亦可说明活动性休息有助于加速恢复。例如，进行以下肢为主的运动，大脑皮层中支配下肢的神经细胞就会在运动中长期处于高度兴奋状态，如果在运动后，适当交换肢体活动的部位，能使运动神经细胞轮流工作，通过负诱导的作用，就会使疲劳的神经细胞更快地恢复工作能力。当然，为活动性休息而安排的练习，强度要小，时间要短，这样既不会消耗过多的能量，又会使已经疲劳的神经中枢的抑制更深，有利于加速恢复。

六、整理活动

各种生理机能并不是在运动结束以后才开始恢复的。实际上，它们在运动时，随着能量物质分解后的再合成，恢复过程就已经开始了，但是分解过程超过再合成过程时，能量物质不可能完全恢复，而只有当运动结束后，剧烈运动的消耗停止了，合成过程超过分解过程，人体机能才逐步得到完全恢复。因而运动后的“休息”，实际上是恢复过程的一部分，而“休息”的方式，又直接影响着恢复的速度。作为一名优秀教练员，应根据各方面的情况、信息，对运动员的身体状况及时做出正确的判断，适当调整运动量，加速其疲劳的恢复，促进其体能的提高。

第四节　消除疲劳的方法手段

一、加强运动员与教练员之间的交流

训练有素，事业心强的优秀运动员，常常处于训练最佳状态与训练过量的边缘。为了察觉过度训练综合征的早期信号，并及时采取措施，有效预防过度训练综合征，教练员与运动员之间密切交流是必要的，这有助于保持良好的人际关系，对预防和缓解运动员的精神疲劳至关重要。

二、合理安排训练，积极促进疲劳恢复

恢复是一个过程，而这一过程是随运动过程开始而开始的。因此，恢复要贯穿整个训练过程之中，从准备活动起到整理活动止，从一堂课到下一堂课，从一

周到多周，从周到月，从月到年，以至多年训练过程均需做出周密的、科学的安排。合理地安排运动训练是促进疲劳恢复的根本性保证。

此外，在运动训练中还应避免下列高危险训练模式，这种模式的训练容易引起运动员疲劳，甚至出现过度疲劳。

（一）没有充分地恢复，连续的参加比赛或参加一系列比赛，比赛之间的时间间隔过短。

（二）突然增加训练量或/和训练强度，而不是循序渐进。

（三）使用单一的训练模式，这样则容易使运动员的局部负担过量。

（四）训练过程中，睡眠不足，营养不良，教练员运动员之间关系紧张等。

三、整理活动

整理活动是消除疲劳，促进体力恢复的好方法。教练员、运动员应给予足够重视。剧烈运动后进行整理活动，可使心血管系统，呼吸系统仍保持在较高水平，有利于乳酸的排除，整理活动可以使肌肉及时得到放松，可避免由于局部循环障碍而影响代谢过程，因而造成恢复过程延长。

一般整理活动应包括慢跑、深呼吸、体操、肌肉放松练习、静力牵伸练习等。整理活动中的牵伸练习对缓解运动后的肌肉紧张、肌肉放松、预防延迟性肌肉酸痛、消除肌肉疲劳、保持和改善肌肉质量、防止肌肉退行性改变都有良好的作用。

四、水　疗

热水疗法能扩张血管，促进血运与新陈代谢，加速代谢废物的排泄，使汗腺分泌增加，消除皮肤污垢、汗液及脱落的表皮，放松肌肉，安抚神经，使机体柔软、欲睡，促进食欲。所以每当运动员训练之后，依据不同情况选择不同方式的热水疗法，是加快恢复的基本手段。

（一）淋浴。最简单的手段是淋浴，它不仅有水温的作用，还有水的机械作用。

（二）盆浴。盆浴或浸浴普遍受运动员欢迎，方法简单，全身放松效果也好。

一般先在热水中浸浴10分钟，然后淋浴。热冷水交替浸浴，促进代谢的作用比热水沐浴更好。

（三）涡流浴。涡流浴，如洗衣机一样搅动，强度可以调节，造成明显的水温与水流冲动刺激，也可称为水按摩。

（四）脉冲式水力按摩浴。脉冲式水力按摩浴，是在特殊澡盆内进行的，与肢体躯干部位相对应设置多个喷头，水的压力可达三个大气压，能选择强度及部位，对需放松的肌肉自动喷射。

（五）桑拿浴。桑拿浴又称热空气浴或芬兰式蒸气浴。桑拿浴是在特别的小屋内用电炉加热空气，造成高温干燥的环境。除有镇静、使肌肉关节组织充血的作用外，还可促使大量排汗，因而也有利于体重控制。

（六）蒸汽浴。蒸汽浴是将蒸汽通入小屋或关闭的房间内，造成高温、高湿的环境。其作用与桑拿浴类似，但较桑拿浴易造成身体疲劳。

五、按　摩

训练或赛后按摩，又称恢复按摩或放松按摩，这是大强度训练或赛后必不可少的内容。大致可以分为自我按摩、互相按摩、医生按摩或器械按摩等。

（一）自我按摩

除了背部以外几乎全身均可自我按摩、自我放松。按摩手法同其他按摩，主要有按、摩、揉、捏、推、压、拍、打等几种。还有穴位自我按摩，脚底按摩等。

（二）互相按摩

在没有医生按摩的情况下，运动员相互按摩是个好办法。可在洗澡时做自我或相互按摩。

（三）医生按摩

医生按摩有气功按摩、经穴按摩和放松按摩。

（四） 器械按摩

器械按摩尽管比医生按摩有许多不足之处，如机械动作单纯模仿人的按摩手法，只限于揉、捶、滚动、抖、压、单调死板，缺乏生气，但也有其优点，如机械有力、动作的力量一致，无论在训练场地、训练中和训练后都可使用，费用也较低。如带式按摩机、滚动按摩器、按摩床等。

六、理　疗

（一） 红外线

红外线分近红外线与远红外线两种，近红外线穿入人体组织较深，穿透可达1厘米，能直接作用到皮肤的血管、淋巴管、神经末梢及皮下组织、远红外线多被表层皮肤吸收。局部红外线治疗可改善神经与肌肉的血液供应和营养。

（二） 蜡　疗

蜡疗热容量大，导热性小，几乎无对流现象。石蜡有很高的蓄热性能，在冷却过程中可释放大量热能。石蜡用于治疗有两种作用：一是温热作用，皮肤能耐受60~70摄氏度的石蜡而不被烫伤；二是机械压迫作用，对肌腱挛缩有软化、松解作用。蜡疗有防止淋巴液渗出、减少水肿、促进渗出液吸收、扩张毛细血管和增加血管弹性的作用。

（三） 热、 电、 磁治疗

热、电、磁治疗均可促进血液循环，加速疲劳的消除，同时对运动损伤有治疗作用。

（四） 倒挂疗法

因为射击运动员在训练中大多数处于立姿、卧姿或跪姿，长时间使脊柱受压、腰椎间盘受压，久而久之不易恢复常态。倒挂床的功能是使腰椎间盘复位，恢复腰椎间盘的正常弹性，治疗腰椎间盘突出症；调整脊柱形态（如在倒挂情况下施以按摩效果更好），纠正不良姿势，促进血运，帮助呼吸，放松关节，放松肌肉，消除肌肉张力，消除背痛，消除疲劳，改善脑部供血，促进全身状况的改善。

七、负氧离子吸入疗法

吸入负氧离子，通过神经反射，体液调节机制对机体产生影响，能改善肺的换气功能、增加氧吸收量和二氧化碳排出量；调节神经、改善大脑皮层功能、振奋精神、改善睡眠、降低血压，刺激造血机能，使红细胞、血红蛋白、网织细胞、嗜酸细胞、血小板增加，血流速度加快，心搏出量加大，扩张毛细血管，消除疲劳。在城市空气中负氧离子很少，故需用人工负氧离子发生器进行治疗。

八、吸　氧

空气中含氧20. 94%，二氧化碳0. 03%，氮78. 09%，在高强度训练时机体因缺氧而产生大量乳酸，使其很快产生疲劳。吸氧有助于乳酸等代谢产物的排除，所以吸氧是有效的恢复方法之一。

九、针　灸

对疲劳的肌肉可针刺阿是穴，全身疲劳可针刺强壮穴足三里。间动电电针有消除局部肌肉疲劳的作用。耳针疗法，简便易行，对消除疲劳、改善睡眠、提高食欲都有一定疗效。

十、音乐疗法

从生理角度看，音乐作为一种声音刺激，可通过机体的反射作用迅速产生一系列生理和心理反应。不同性质的音乐对人体的作用是不同的，节奏快而有力的音乐能增强心脏功能，改善血液循环；节奏鲜明的音乐还可使人的精神振奋，心跳加快，心肌张力增加；节奏缓慢、单调重复的音乐则使人松弛，并有催眠镇静的作用；旋律优美的音乐能使人们的心情愉快、平静，有助于消除体操运动员的情绪紧张及焦虑。此外，音乐还有改善注意力、增强记忆力、提高人们对环境适应力的作用。

十一、气　功

气功是一种自我调节、自我控制的锻炼形式。气功练习能增强抵抗能力；能帮助“放松”，消除紧张状态，使交感神经系统的活动减弱，血管紧张素分泌系统发生变化，调节血压，使血运加快、皮温升高、红细胞和血红蛋白有所增加，白细胞吞噬能力提高，血皮质醇减少；通过脑电图检查证实，对大脑皮层起保护性抑制作用；气功可使骨骼肌放松，心跳减慢，耗氧量减少。

十二、合理营养

保证各种营养素的供给，以满足机体的消耗和恢复过程的需要。其补充途径有正常膳食和特殊营养。

思考题

1. 加速机体恢复的途径有哪些?
2. 按摩、理疗、水疗促进机体恢复的机理是什么?
3. 音乐疗法、气功、适合什么项目的运动员消除疲劳?
4. 你认为适合你的专项的促进机体恢复的手段有哪些?

第九章
女子体育卫生

随着社会进步和妇女社会地位的提高，女性体育在世界范围内有了不同程度的发展。在我国，改革开放以来女性体育发展更快，在广大城乡广为普及。越来越多的妇女通过参加体育运动增强了体质，产生了越来越广范的社会影响，相反又吸引着更多的妇女参加体育活动，呈现喜人的蓬勃发展势态。

女性体育的发展带来了保证女性身体健康和科学训练的一系列女性体育卫生的课题。本章所涉及的是体育运动与女性健康之间的关系问题。

一般来讲，体育运动有益于健康，正确合理的体育锻炼，可以使人精神焕发、提高工作效率、增强体质。但是竞技体育给女性带来的是超负荷的刺激（Summers H 1999)，所以了解女性生理解剖上的特点对科学安排训练有着至关重要的意义。通过本章学习，我们应该掌握：

* 女子的解剖生理特点。
* 运动对月经周期的影响。
* 月经周期中女运动员的运动能力。

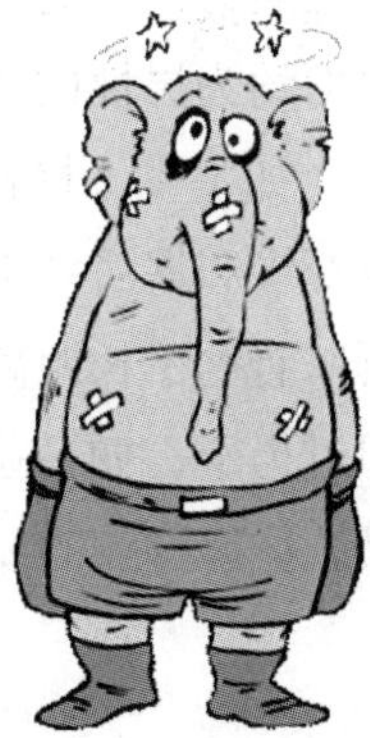

第一节　女子的解剖生理特点

男性与女性在形态和机能上有着很大的差异，因而造成女性在运动中的特殊表现。

一、体　型

女性身体的特点有重心低、骨盆相对较宽、肌肉力量差，而整体柔韧性较强、躯干较长，四肢较短，平衡力较好的特点。

二、运动系统

由于肌肉力量较弱及体形的关系，女子负重能力相对较弱（Nightingale RW 2002）；体脂含量较多（男性的体脂只占体重的18% ~19%，而女性的体脂占体重的22% ~28%）（陈启明 1998），瘦体重较小，导致速度和爆发力明显弱于男子；女性的慢肌纤维比快肌纤维多，因而耐力水平相对较高。由于肌肉是产生力量的“机器”，女性肌肉较少，肌糖系含量相应也较少，故此肌力较弱。一般来说，女性的肌力约为男性的一半；但腿部的肌力最强，可以等同甚至超过男性，而前臂肌力约为男性的2/3，手指及腰、背肌力约为男性的3/4。因此，男性在力量项目上（如举重、推铅球、标枪等）远胜于女性。女性肌肉纤维的总量少于男性，快肌纤维和慢肌纤维的绝对数量均少于男性。就女性本身而言，慢肌纤维相对较多，所以有利于长距离的耐力性项目，甚至有人认为将来女子的耐力项目成绩可能会超过男子，如马拉松和长距离游泳。另外由于女子柔韧性好，所以更适合于韵律操、体操这类需要较高的协调性和柔韧性的项目。

三、心脏血管系统

女子的心脏重量较小、心脏容积也相对较小，导致心脏泵血功能较弱；每分钟的心输出量小，血中红细胞及血色素水平较低，因而运送氧的能力低于男性。但是女子的基础代谢低于男子、对氧的利用率高于男子，从而部分弥补了心脏供血能力的不足。

女性由于有月经，每月大约损失15毫克（每年约为200毫克）的血液。血液中的血红细胞具有携氧功能，并能中和血液中的酸性物质，但由于女性的血量及血红细胞均低于男性，因此其摄氧能力较差（即最大摄氧量值较小），耐酸能力也较差，尤其在月经期间，女性心血管系统功能相对较弱。

四、呼吸系统

女性肺通气量和肺活量较低，最大摄氧量较低。快肌纤维较少，耐酸能力较差，导致无氧能力较低。一般来讲，肺功能越好、人体的带氧能力越强。女性肺通气量低于男性，也就是说肺功能较男性弱。女性的无氧运动能力亦略低于男性，即机体在无需氧气的情况下，直接利用体内的物质及糖的无氧氧化（糖酵解）供应能量的能力较弱。

综上所述，女性身体结构的优点在于柔韧性好、平衡力强，且在耐力、氧利用能力、利用体内储存脂肪能力及身体的可训练性方面均有良好的机能水平。因此，女性适合参与体操、舞蹈、艺术体操、花样滑冰这类需要柔韧性、协调性和平衡能力的项目及长距离的耐力性项目。

由于女性的肌力较弱，有氧和无氧代谢能力较低，以及心肺机能的限制，在力量和速度方面较差，所以不利于跳高、举重等项目。一般女性最适宜的训练量为男性的60%～80%（陈启明等1998）。

第二节　运动对月经周期的影响

月经是女性子宫内膜在卵巢激素作用下发生的周期性子宫出血。正常的月经周期为28天左右，月经期（即出血期）持续约4～7天。究竟在这些特别的日子里，运动对身体会产生什么影响呢？经期是否会影响运动表现呢？其相互间的关系又是怎样的呢？这是参加运动的妇女最关心的问题。

其实，在月经周期进行运动对身体是无显著影响的。只要身体健康状况良好，就可如常参与运动。有些女性认为，月经期间最好是卧床休息，不做任何活动，其实这是不正确的，除非身体感到不适，否则没有必要停止运动。绝大多数女性在月经期间均能进行正常的训练和比赛，同样能取得优异成绩（Uusitalo 1998）。例如，在1956年奥运会的田径和游泳项目中，至少有6枚金牌由在月经期间参赛的女运动员夺得。

一、女运动员的初潮问题

运动并非对月经周期没有影响（Beals 2002）。大多数研究表明，运动员比非运动员的初潮来得较晚。

（一）激素分泌

由于运动训练导致的体内一些激素水平的改变及分泌改变（如促黄体生成素、黄体生成素、卵泡刺激素、雌激素、孕激素等）导致初潮年龄的推后。研究发现（李国盛1992），女运动员比普通人初潮年龄要晚2～3年，而且与开始专项训练的年龄有关，初潮前早已经开始专项训练者的初潮年龄是15.1±1.5岁；普通女性初潮年龄是12.5±1.2岁。另外，训练年限越长，初潮越晚，每早一年进行系统训练，大约使初潮年龄晚3个月。

（二） 营养及体脂率

由于体操、韵律操等项目要求体形优美，导致这类项目的女子运动员经常需要进行饮食控制，这往往导致脂肪摄入不足。有文献报道，身体脂肪含量至少占身体总重量的17%是出现月经初潮的必要条件。基于这些因素，有些早期接受大运动量训练的女性运动员，由于摄入的能量少于身体所消耗的能量，使体脂不能维持在17%以上，因而导致初经延迟。

（三） 环境和健康状况

由于人体的月经周期与体内神经—内分泌系统的调节之间有明显关系，因此，运动导致的应激对机体内激素分泌的影响也有可能影响月经的形成过程。

二、运动对月经周期的影响

运动亦会导致运动性月经周期紊乱和闭经。

（一）运动强度和持续时间可能使卵巢功能降低，孕激素（Progestogen）的浓度降低（Paul 2001）。

（二）体脂下降令雌激素浓度降低。

（三）精神紧张与焦虑是运动员在竞赛前经常发生的现象，而长期过度紧张可使身体内分泌失调，导致月经紊乱。

（四）运动引起内分泌系统发生变化，孕酮（Progestero）和雌激素水平较低。

不过，运动导致闭经和初经延迟的情况是不会影响女性生育能力的。患有运动性闭经的女运动员，在减少训练量或停止训练后，一般都能恢复正常的月经周期；但长期闭经可导致骨质丧失，对身体有不良影响。总体而言，月经与运动之间互有影响，但只要遵循指导，适当地进行训练，就能防止月经紊乱，并取得优异成绩。

第三节 月经周期中女运动员的运动能力

一、女运动员月经周期表现的不同类型

不同的人在月经周期中的表现及运动能力有所不同。苏联的一些调查资料认为，女运动员在月经期可出现四种表现。

（一）月经期自我感觉良好，心血管系统运动试验正常，运动成绩不变，这一类型的运动员约占64%，称正常型。

（二）月经期体力降低，出现一些症状：全身无力，动作迟钝，嗜睡，易疲劳，工作能力下降，不想训练，脉搏减慢，血压下降；心血管机能试验比平时恢复时间延长。这一类型的运动员约占23%，称抑制型。

（三）月经期各项生理指标趋向增高，运动员出现异常的激动。动作较僵硬，肌肉不容易放松。下腹可有痉挛性疼痛，伴有头晕、失眠等症状。脉搏、呼吸次数增加，血压升高，这种类型约占10%，称兴奋型。

（四）在月经期中出现明显症状：全身不适、恶心、头痛、头晕、失眠、腰背酸疼、不愿训练、成绩明显下降。这种类型的约占3%~5%，称病理型。

根据上述四种表现，安排训练和比赛的原则是：对第一种表现者，若训练情况良好，可以参加训练和比赛；对第二、第三种表现者，在适当地准备运动后也可参加比赛。实践证明，有些兴奋型的运动员，月经期的运动成绩比平时更好；对第四种表现者，应按病人处理、经期不要参加训练和比赛（曲绵域等1996）。

二、女运动员月经期的训练或比赛

月经周期是生殖功能的周期性变化，此种变化也影响人体的某些功能，其规律性目前尚无一致的看法，这与各种功能的周期性变化的个体差异较大，而且与

如何判断月经周期各阶段的时间方法不尽相同有关。月经期能否进行训练和比赛，可考虑以下几点。

（一）运动年限长、训练水平高、月经期反应轻的运动员，月经期可以参加训练和比赛。但也要注意观察远期效果。

（二）运动年限短、训练水平低、月经初潮不久的运动员，在经期应先参加小运动量训练，不宜过早地参加过于紧张的比赛。

（三）应注意观察运动员经期参加训练和比赛前后的机能变化，可以填写月经登记卡片，以便于教练员科学地安排训练和比赛，以及运动员进行自我监督。

运动员月经期参加训练和比赛是需要一个适应过程的。应遵循循序渐进的原则，逐渐增加经期训练的量和强度，逐渐适应紧张的比赛。

（四）要根据运动员月经期的症状情况而定，月经期反应轻，运动能力正常的正常型者，如训练情况好可以参加比赛。抑制型和兴奋型者，在做好准备活动的情况下，可以参加比赛。有些兴奋型的运动员，月经期的竞技状态较好，运动成绩比平时还高，这适合参加训练和比赛。对病理型（症状反应明显）者不应参加比赛，训练时也应明显减小运动量。

（五）月经期应少做过大增加腹压的动作，特别是对经期参加训练和比赛尚不适应的运动员。因为月经期盆腔内生殖器官及韧带等充血变软、较松，如腹压过大易引起月经量过多也可能使子宫移位或出现痛经。

三、月经期的运动能力

比较一致的意见是月经前期身体机能状况最差。大多数年轻运动员在月经期不影响运动成绩，但有个体差异。耐力项目（如网球、划船）女运动员在月经期运动能力欠佳，而排球、篮球、游泳、体操等项目运动员比耐力项目运动员情况稍好，但仍低于她们的正常水平，对短距离项目一般无大影响。

对女运动员可否在月经期参加训练和比赛存在争议，正确的答案应是因人而异。在 1964 年东京奥运会中有 69% 的女运动员是在月经期参加比赛的，但仅有 34% 的女运动员在月经期参加训练；另一组报告为 27 名女游泳选手中，有 7 名在月经期参加训练，当比赛适逢月经期时均参加比赛。

据调查，国内30名田径运动员中，有15名曾在月经期创造了个人最好成绩。科学家卡尔·杰拉西等曾观察月经期参加比赛的运动员，结果29%的人取得了个人最好成绩，63%的人成绩没有改变，8%的人低于个人以往成绩。

关于月经期能否下水参加游泳训练和比赛也有争论。近年来许多人认为运动员经期可以进行训练和参加比赛，有人曾观察过24名游泳运动员连续5个月经期照常下水训练的情况。她们采用消毒的阴道栓塞保护，每个月平均经期下水训练4.8个训练日，未发现不良影响。而著名运动科学家佩尔·奥拉夫·奥斯特兰等对30名游泳运动员进行检查发现，有1/3的人阴道中有病源菌，因此不主张经期下水训练或比赛。另有学者指出，在月经期，具有自洁作用的宫颈管中的黏液栓被排出，子宫内膜血管破裂开口，内膜脱落，形成一个创面，子宫口稍稍张开，阴道内酸度降低，在此种情况下下水游泳，势必增加感染的机会。此外，月经期下肢和腹部受凉也不利于经血排出。从医学角度看，经期的前两天不宜下水，可做些陆上的辅助练习。

思考题

1. 运动对女运动员的月经初潮、月经周期有什么影响？
2. 女运动员月经周期有哪几种反应类型？是否可以参加比赛？
3. 影响女运动员月经期参加训练和比赛的因素有哪些？

参考文献

[1]陈灏珠．内科学[M]．北京:人民卫生出版社,1996.

[2]秦永文,徐晓璐．新编心电图诊断学[M]．上海:上海科学技术出版社,2005.

[3]郭益民,朱小南,潘敬运．一氧化氮在肾性高血压大鼠心肌肥厚中的作用[J]．中山大学学报,1999,20(2).

[4]金惠铭．病理生理学[M]．北京:人民卫生出版社,1998.

[5]李国盛．女子体育卫生[M]．北京:北京体育大学出版社,1992.

[6]戚仁铎．诊断学[M]．北京:人民卫生出版社,1996.

[7]裘法祖．外科学[M]．北京:人民卫生出版社,1994.

[8]曲绵域,于长隆．实用运动医学[M]．北京:北京大学医学出版社,1996.

[9]曲绵域,等．临床医师诊疗全书－现代运动医学诊疗手册[M]．北京:北京医科大学/北京协和医院联合出版社,1997.

[10]张冬,等．容量超负荷心肌肥大时局部心肌 Ang Ⅱ 和 bFGF 的变化及 ATI 受体拮抗剂对其影响的实验研究[J]．心脏杂志,2002(4).

[11]张镜如．生理学[M]．北京:人民卫生出版社,1998.

[12]中国营养学会．中国居民膳食营养素参考摄入量[M]．北京:中国轻工业出版社,2000.

[13]Askew, G. N. , V. M. Cox, et al. Mechanical properties of the latissimus dorsi muscle after cyclic trainin [J]. J Appl Physiol, 2002, 93(2):649－659.

[14]Baylis, A. C. －S. , David Burke, Louise M, et al. Inadvertent Doping Through Supplement Use By Athletes: Assessment and Management of the Risk in Australia [J]. International Journal of Sport Nutrition & Exercise Metabolism, 2001, 11(3):365.

[15]Beals, K. A. M. , Melinda M, et al. Disorders of the Female Athlete Triad Among Collegiate Athletes [J]. International Journal of Sport Nutrition & Exercise Metabolism, 2002, 12(3):281.

[16]Beshgetoor, D. N. , Jeanne F. Rego, Inath. Effect of Training Mode and Calcium Intake on Bone Mineral Density in Female Master Cyclists, Runners, and Non－Athletes [J]. International Journal of

Sport Nutrition & Exercise Metabolism, 2000, 10(3): 290.

[17] Boutcher, S. H. M., Peter F. Cotton, Yvette Boutcher, Yati. Stroke Volume Response to Incremental Submaximal Exercise in Aerobically Trained, Active, and Sedentary Men. Canadian Journal of Applied Physiology [M]. Human Kinetics Publishers, 2003, Inc. 28: 12.

[18] Buono, M. J., J. E. Yeager, et al. Plasma adrenocorticotropin and cortisol responses to brief high – intensity exercise in humans [J]. J Appl Physiol, 1986, 61(4): 1337 – 1339.

[19] Burke, L. An Interview With Dr. Gary Green About Supplements and Doping Problems From an NCAA Perspective [J]. International Journal of Sport Nutrition & Exercise Metabolism, 2001, 11(3): 397.

[20] Commission., I. M. Substitutes Appendix a of the Omac 1999 Olympic Movement Anti – doping Code. 2001.

[21] Crawford JD, O. D. Body composition at menarche: The Frisch – Revelle hypothesis revisited. [J]. Pediatrics, 1975, Sep; 56(3): 449 – 58.

[22] Di Bello, V. G., D Pedrinelli, R Talini, E Palagi, C Nardi, C Dell'Omo, G Delle Donne, M G Paterni, M Mariani, M. Coronary microcirculation into different models of left ventricular hypertrophy – hypertensive and athlete's heart: a contrast echocardiographic study [J]. Journal of Human Hypertension, Nature Publishing Group, 2003, 17: 253.

[23] Farrell, P. A., T. L. Garthwaite, et al. Plasma adrenocorticotropin and cortisol responses to submaximal and exhaustive exercise [J]. J Appl Physiol, 1983, 55(5): 1441 – 1444.

[24] Gurd, B. and P. Klentrou. Physical and pubertal development in Young Male Gymnasts [J]. J Appl Physiol, 2003.

[25] Hoffman. J. Physiological aspects of sport training and performance [M]. Human Kinetics, 2002.

[26] Jonnalagadda, S. S. B., Dan Dill, Miriam N. Assessment of Under – Reporting of Energy Intake by Elite Female Gymnasts [J]. International Journal of Sport Nutrition & Exercise Metabolism, 2000, 10(3): 315.

[27] Kamber, M. B., Norbert Saugy, Martial Rivier, Laurent. Nutritional Supplements As a Source for Positive Doping Cases [J]. International Journal of Sport Nutrition & Exercise Metabolism, 2001, 11(2): 258.

[28] Kraemer, W. J., K. Hakkinen, et al. Effects of heavy – resistance training on hormonal response patterns in younger vs. older men [J]. J Appl Physiol, 1999, 87(3): 982 – 992.

[29] Medicine, A. C. o. S. ACSM fitness book. Champaign [M]. Human Kinetics, 2002.

[30] Morris B. Mellion, Margot Putukian, et al. Sports medicine secrets [M]. Philadelphia Hanley &

Belfus,2003.

[31]Nattiv,M. L. I. a. A. The female athlete. Philadelphia [M]. W. B. Saunders,2002.

[32]Nightingale RW,W. B. ,Knaub KE,Richardson WJ,Luck JF,Myers BS. Comparative strengths and structural properties of the upper and lower cervical spine in flexion and extension [J]. J Biomech, 2002,35(6):725 – 32.

[33] Paul, D. R. M. , S. M. Horner, J. A. Jacobs, K. A. Lamb, D. R. Carbohydrate – Loading During the Follicular Phase of the Menstrual Cycle: Effects on Muscle Glycogen and Exercise Performance [J]. International Journal of Sport Nutrition & Exercise Metabolism,2001,11(4):430.

[34]Pelster,B. ,A. M. Sanger,et al. Influence of swim training on cardiac activity,tissue capillarization,and mitochondrial density in muscle tissue of zebrafish larvae [J]. Am J Physiol Regulatory Integrative Comp Physiol,2003,285(2):R339 – 347.

[35]Puffe,J. C. 20 common problems in sports medicine [M]. New York: McGraw – Hill,Health Professions Division,2002.

[36]RE,F. Fatness,menarche,and female fertility [J]. Perspect Biol Med,1985,28(4):611 – 33.

[37] Summers H,L. M. , Heitkemper M,Jarrett ME. Effect of aerobic fitness on the physiological stress response in women [J]. Biol Res Nurs,1999,1(1):48 – 56.

[38]Uusitalo. Endurance training: overtraining and baroreflex sensitivity in female athletes. Clinical Physiology [M]. Blackwell Publishing Limited,1998,18:510.

[39]Viru,A. A. Biochemical monitoring of sport training [M]. Human Kinetics,2001.